GUÍA DE ESTUDIO DE NEUROFISIOLOGÍA

—— Edición 2025 ——

Serie: Medicina
Manuales y Textos Universitarios, nº 64

Guía de estudio de neurofisiología / María D. Ganfornina Álvarez, Pilar Cidad Velasco, María Beatriz Durán Alonso, Diego Sánchez Romero, Patricia de la Montaña Díaz, Raúl Ortega de la Torre, Miguel Villa Valdés, Bárbara Yugueros Baena. – Valladolid : Ediciones Universidad de Valladolid, 2025

142 p. ; 30 cm. - (Manuales y textos universitarios. Medicina ; 64)
ISBN 978-84-1320-333-1

1. Neurofisiología – Libros de texto I. Ganfornina Álvarez, María Dolores, aut. II. Cidad Velasco, Pilar, aut. III. Durán Alonso, María Beatriz, aut. IV. Sánchez Romero, Diego, aut. V. Montaña Díaz, Patricia de la, col. VI. Ortega de la Torre, Raul, col. VII. Villa Valdés, Miguel, col. VIII. Yugueros Baena, Bárbara, col. IX. Universidad de Valladolid, ed. X. Serie

612.816

Autores

MARÍA D. GANFORNINA ÁLVAREZ   MARÍA BEATRIZ DURÁN ALONSO
PILAR CIDAD VELASCO   DIEGO SÁNCHEZ ROMERO

Colaboradores

PATRICIA DE LA MONTAÑA DÍAZ   MIGUEL VILLA VALDÉS
RAÚL ORTEGA DE LA TORRE   BÁRBARA YUGUEROS BAENA

GUÍA DE ESTUDIO DE NEUROFISIOLOGÍA

Edición 2025

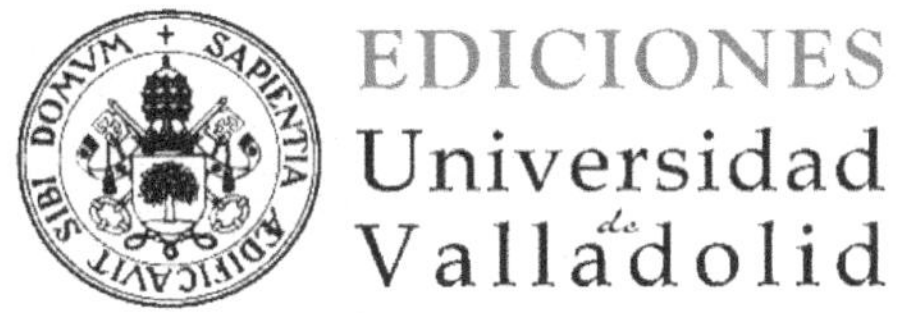

© Los Autores, Valladolid, 2025
Ediciones Universidad de Valladolid

6ª Edición revisada y ampliada

Diseño de cubierta: Ediciones Universidad de Valladolid
Motivo de cubierta: "El abrazo del astrocito". Realizada por Raquel Bajo Grañeras

ISBN: 978-84-1320-333-1
Depósito Legal: VA-83-2025

Maquetación: Los autores
Preimpresión: Ediciones Universidad de Valladolid
Imprime: SAFEKAT - Madrid

ÍNDICE DE CAPÍTULOS

A MODO DE PRÓLOGO...

Prospecto: Información para el usuario sobre la Guía de Estudio de Neurofisiología (GEN)

Lea todo el prospecto detenidamente antes de empezar a usar GEN, porque contiene información importante para usted.

Guía de Estudio de Neurofisiología (GEN)

142
páginas

1) Qué es GEN y para qué se utiliza.

- GEN es un compendio de conceptos clave para el conocimiento de la Neurofisiología, necesarios para la adecuada formación del estudiante de Grado de Medicina de la UVa, y establecidos en el programa de la asignatura Fisiología Humana II del 2º curso de Grado.
- GEN es una herramienta de aprendizaje diseñada para ser utilizada en el contexto de una "clase invertida" (*flipped classroom*), una metodología docente donde el alumno incorpora información antes de la clase y participa posteriormente en su desarrollo.

2) Qué necesita saber antes de empezar a usar GEN.

- GEN no son "apuntes" validados por profesores, sino que ha sido generada por los autores (varios estudiantes que han cursado la asignatura y cuatro profesores de la misma) con el fin establecido en el apartado 1).

3) Cómo usar GEN.

- Lea de forma reflexiva cada capítulo de GEN, de acuerdo a la agenda de la asignatura, al menos 1 hora ANTES de asistir a clase.
- Intente responder a las preguntas que aparecen a lo largo del texto y al final de la Guía.
- GEN se apoya en las presentaciones y materiales docentes disponibles en el Bloque 4 de la asignatura Fisiología Humana II en el Campus Virtual UVa.
- Lleve GEN a clase y use las páginas (NOTAS) al final de cada capítulo para las actividades, discusiones y aclaraciones comentadas en clase.
- Los capítulos de GEN están diseñados para que la lectura correspondiente a cada clase de la agenda de la asignatura no lleve más de 50 minutos, y que trabajar las preguntas no lleve más de 10 minutos.
- Se ha constatado un efecto sinérgico del uso de GEN con la lectura de la bibliografía relacionada con el tema que se estudie.

4) Contraindicaciones.

- No use GEN con el único objetivo de aprobar la asignatura.
- No use GEN como sustituto de la asistencia a clase.
- No use GEN para memorizar a corto plazo (7-14 días antes del examen) sus contenidos.

5) Posibles efectos "adversos".

- El uso adecuado y continuado de GEN, en especial en paralelo con otras herramientas de aprendizaje, puede llevarle a conseguir un inquietante y profundo conocimiento de la Neurofisiología, que repercutirá en su futura formación como Médico.
- En más raras ocasiones, GEN puede contribuir a que se plantee una dedicación asistencial, investigadora o docente relacionada con su principio activo, la Neurofisiología.

Capítulo 1

Organización Funcional y Transmisión de Información en el Sistema Nervioso

Componentes Celulares del Sistema Nervioso

Neuronas

Las neuronas están especializadas en la comunicación intercelular, basada en el flujo de información a lo largo de sus ramificaciones (dendritas y axones). La señal informativa se transporta mediante cambios en el potencial de membrana.

Hay una gran diversidad de morfologías neuronales (Fig. 1-1A), que guardan relación con la función que las neuronas desempeñan.

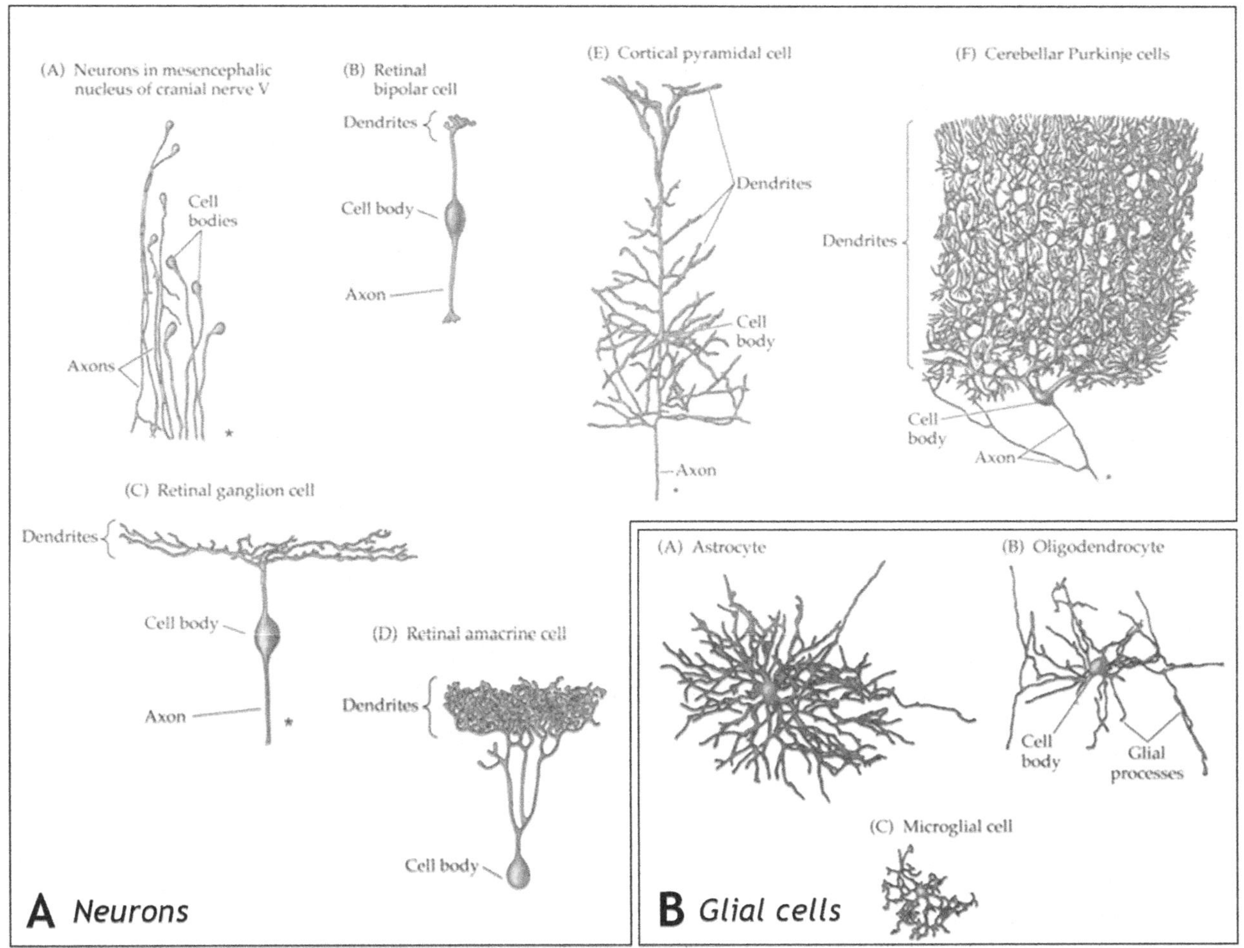

Fig. 1-1. Modificada de [6].

Asimismo, las características del potencial de acción varían en función del tipo neuronal debido a la expresión de distintos canales iónicos en su membrana (Fig. 1-2). Algunas neuronas pueden disparar potenciales de acción con distintas características según su situación fisiológica. Incluso algunas transmiten señales por medio de potenciales lentos (electrotónicos). Por lo tanto, no todas las neuronas disparan potenciales de acción.

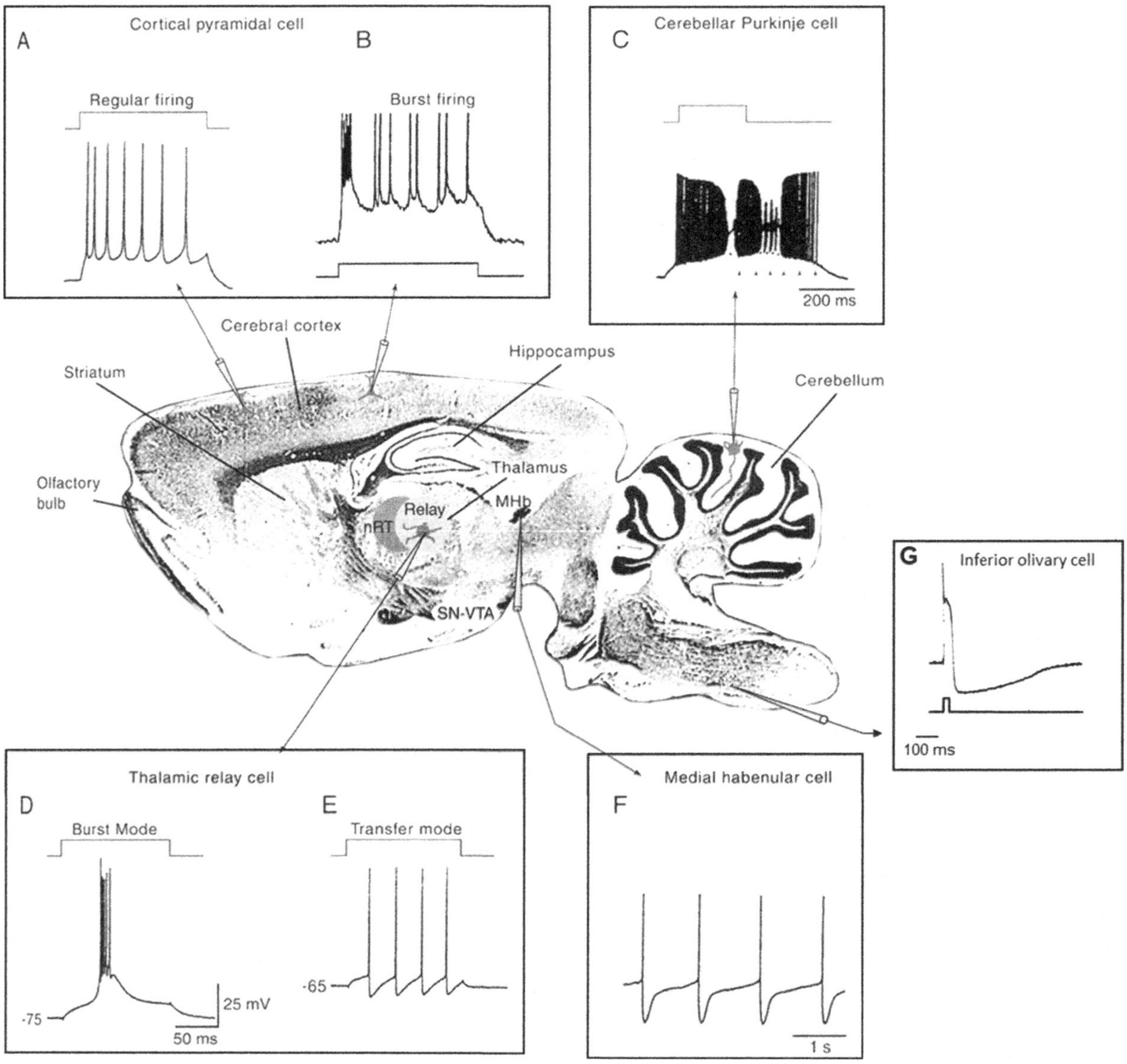

Fig. 1-2. Modificada de [11].

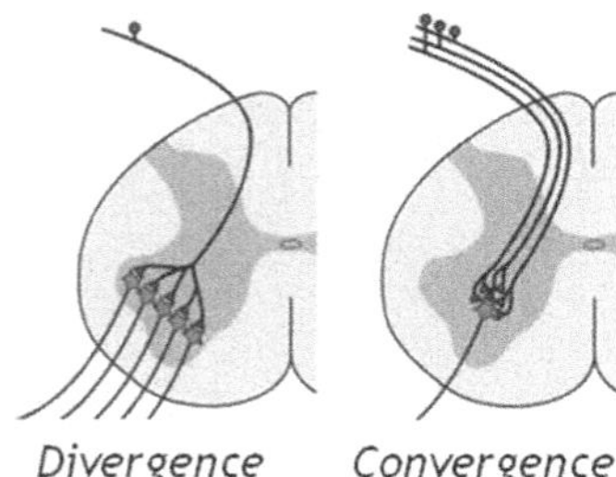

Fig. 1-3. Modificada de [4].

Conceptos para repaso y reflexión:
- Neuronas de proyección e interneuronas.
- Convergencia/divergencia de información en un circuito de neuronas (Fig.1-3).
- ¿Qué utilidad tiene que haya neuronas que disparen espontáneamente potenciales de acción?

Glía

Tipo celular más numeroso que las neuronas (~3 veces más, según la región del cerebro considerada) (Fig. 1-1B).

1. Astrocitos: Mantienen un entorno químico apropiado para la función neuronal. Son parte esencial en la comunicación sináptica. Son reguladores del flujo sanguíneo local. Tienen un sistema de comunicación intercelular basada en Ca^{2+} intracelular y gliotransmisores.
2. Oligodendrocitos/células de Schwann: Rodean de mielina a algunos axones contribuyendo a determinar su velocidad de conducción. Tienen también una importante función de soporte del metabolismo neuronal.
3. Microglía: Función similar a los macrófagos, eliminan restos celulares de sitios de lesión o provenientes de recambio celular y secretan citocinas que modulan la inflamación local.

Excitabilidad Neuronal

Potencial de acción: Cambio rápido y auto-regenerativo del potencial de membrana que dura 1-2 ms y se propaga sin decremento en su amplitud a lo largo de la membrana celular. Se produce al despolarizarse la membrana, que da lugar a:

1. Apertura de canales de Na^+ dependientes de voltaje. El Na^+ entra en la célula → despolarización.
2. Apertura de canales de K^+ dependientes de voltaje. El K^+ sale de la célula → repolarización.

Potencial electrotónico: Cambios del potencial de membrana (despolarizantes o hiperpolarizantes) generados en respuesta a un estímulo (potenciales de receptor sensorial) o asociados a la comunicación sináptica entre neuronas (potenciales postsinápticos). Estos potenciales se propagan con decremento y pueden sumarse.

Organización del Sistema Nervioso

Organización anatómica

- Sistema nervioso central (SNC): encéfalo y médula espinal.
- Sistema nervioso periférico (SNP): ganglios y nervios craneales y espinales.
- Sistema nervioso autónomo (SNA): ganglios y nervios del simpático y parasimpático.

Organización funcional

Generalizando y simplificando, el sistema nervioso realiza tres procesos básicos (Fig 1-4A):

1. Recepción de información.
2. Integración o procesamiento de información.
3. Organización de una respuesta.

A nivel celular estos procesos se ven en un circuito neuronal básico como el del reflejo de retirada (Fig. 1-4B), en el que participan 4 neuronas que, ante un estímulo, generan la contracción de unas fibras musculares y la relajación de otras.

Funcionalmente, los circuitos de información (Fig. 1-5) se pueden dividir en:

- Sistemas de entrada (función sensorial): adquieren y procesan información del entorno.
- Sistemas de salida (función motora): ejecutan respuestas en función de la información recibida.
- Sistemas de asociación: organizan funciones encefálicas complejas.

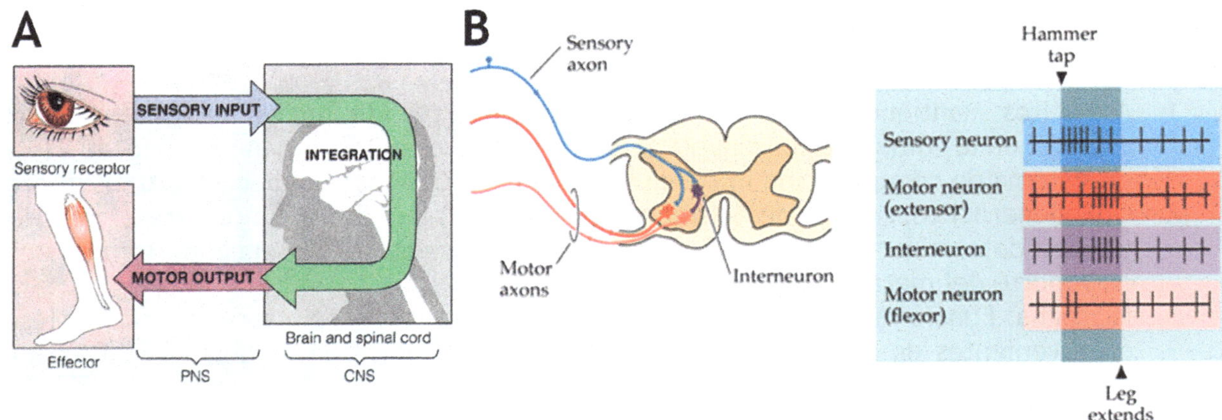

Fig. 1-4. Tomada de [6].

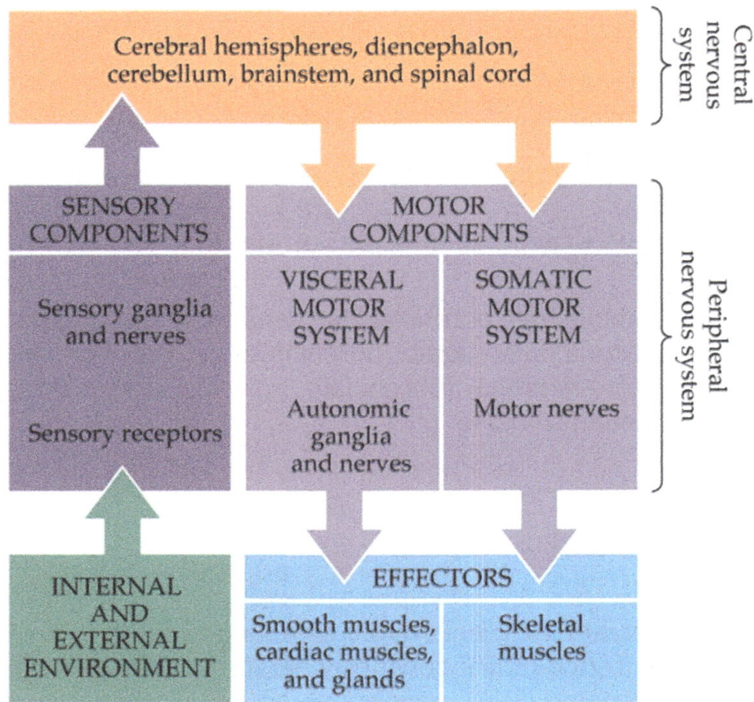

Fig. 1-5. Tomada de [6].

El sistema nervioso puede organizar una salida no motora, por ejemplo, cuando se piensa en un concepto o se toman decisiones ante una situación abstracta. Por otro lado, también puede generar salidas sin requerir una entrada sensorial (podemos imaginar un paisaje sin verlo).

En el proceso de percepción, el sistema nervioso construye un modelo de la realidad que resulta útil en nuestra relación con el entorno. En los sistemas de salida, el sistema nervioso también genera modelos de movimientos o acciones, que pueden ser o no ejecutados.

PRINCIPIOS DE ORGANIZACIÓN DEL SISTEMA NERVIOSO

1. El sistema servioso está organizado en "Sistemas Funcionales", que son circuitos neurogliales que procesan tipos de información similares con un propósito.
2. Cada sistema funcional comprende varias regiones cerebrales que procesan diferentes tipos de información, lo que favorece la especialización de las distintas regiones del SNC: Principio de modularidad.

3. Los componentes o módulos de un sistema funcional están comunicados por vías de axones.
4. Los axones se colocan ordenados, creando mapas topográficos.
5. Los sistemas funcionales trabajan de manera jerarquizada. La jerarquía refleja el proceso evolutivo.
6. Los sistemas funcionales de un lado del sistema nervioso controlan (de forma general) el lado contralateral del cuerpo.

SINAPSIS

Estructuras de comunicación entre neuronas (Fig. 1-6). Repaso de las propiedades de las sinapsis eléctricas y químicas:

Sinapsis Eléctrica	*Sinapsis Química*
Distancia entre membranas pre- y postsinápticas: 4 nm.	Distancia entre membranas pre- y postsinápticas: 20-40 nm.
Conducción electrotónica a través de canales (uniones tipo "*gap*").	Se genera un potencial postsináptico electrotónico debido a la interacción del neurotransmisor con su receptor y a la apertura o cierre de canales iónicos.
Bidireccional.	Unidireccional.
Retraso sináptico inexistente.	Retraso sináptico de ~0,5 ms.
No emplea neurotransmisores.	Emplea neurotransmisores.
Mantiene el signo: Si una neurona se despolariza, también lo hace la que está conectada con ella.	Puede cambiar el signo: Una señal excitadora en la primera neurona puede inhibir a la que está conectada con ella.
No hay fatiga.	Fatiga: Se agota el neurotransmisor si el elemento presináptico se estimula repetidamente.
Baja capacidad de modulación.	Altamente modulable.

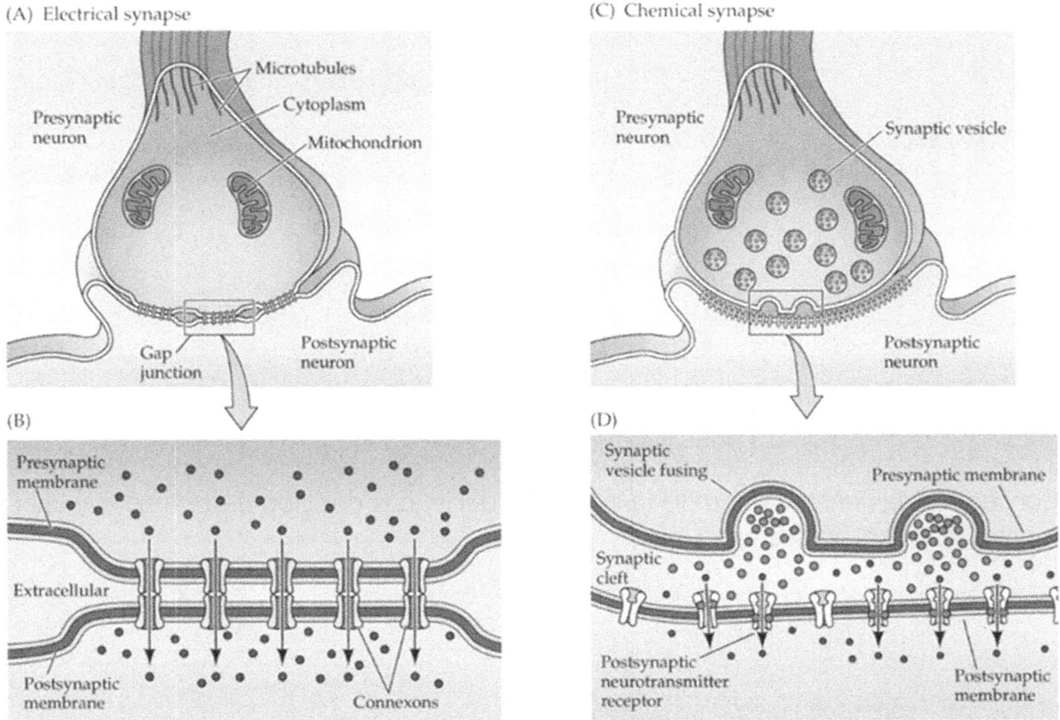

Fig. 1-6. Tomada de [7].

NEUROTRANSMISORES Y SUS RECEPTORES

Criterios que definen a los neurotransmisores:
1. Presentes en la neurona presináptica.
2. Liberados tras despolarización presináptica y dependiente de Ca^{2+}.
3. Debe haber receptores específicos en la membrana postsináptica.

Tipos:
1. Neurotransmisores clásicos (de pequeño tamaño y neuropéptidos, Fig. 1-7A,B).
2. Neuromoduladores (nucleótidos, Fig. 1-7A, liberados junto a otros neurotransmisores).
3. Neurotransmisores no convencionales (lipídicos y gaseosos, Fig. 1-7C).

Una misma neurona puede liberar distintos neurotransmisores (Fig. 1-8).

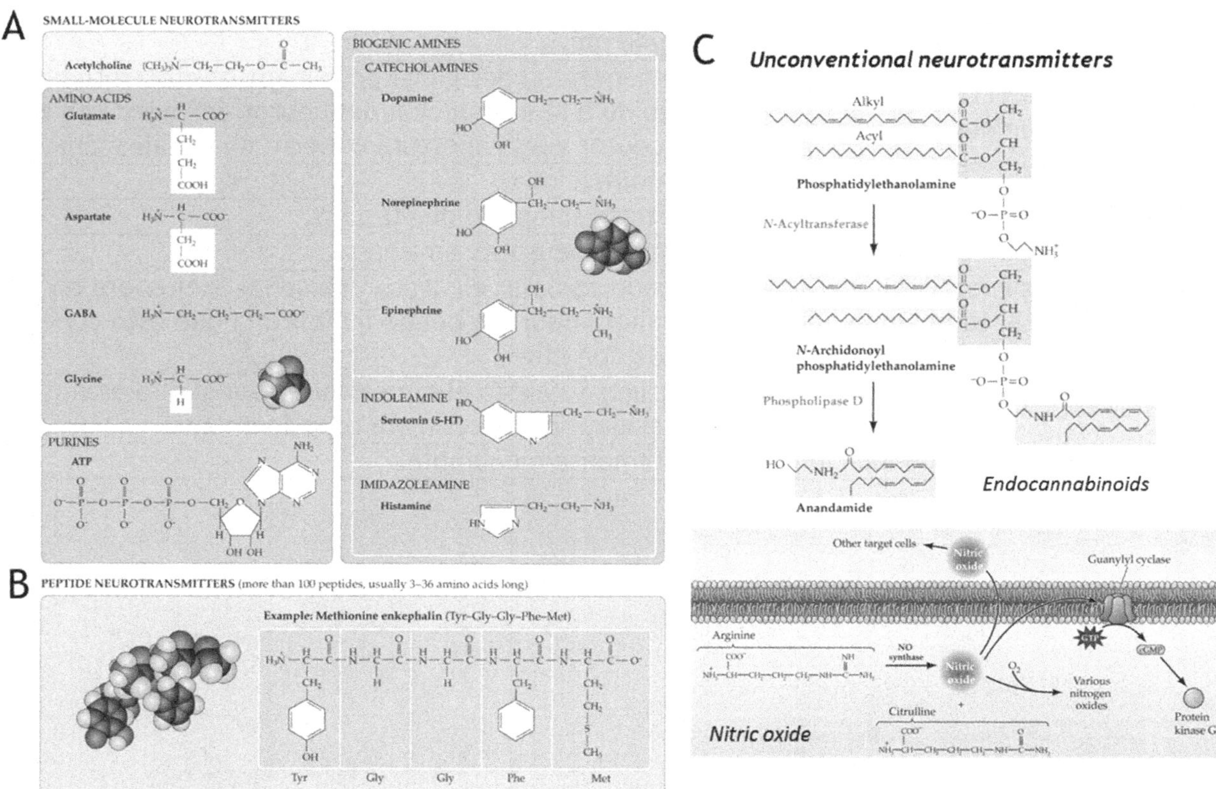

Fig. 1-7. Modificada de [7].

Conceptos para repaso y reflexión:
- Tipos de receptores de neurotransmisores (Fig. 1-9): Ionotropos y metabotropos.
- Consecuencias en el "signo de la sinapsis" derivadas del tipo de receptor y las cascadas moleculares activadas.

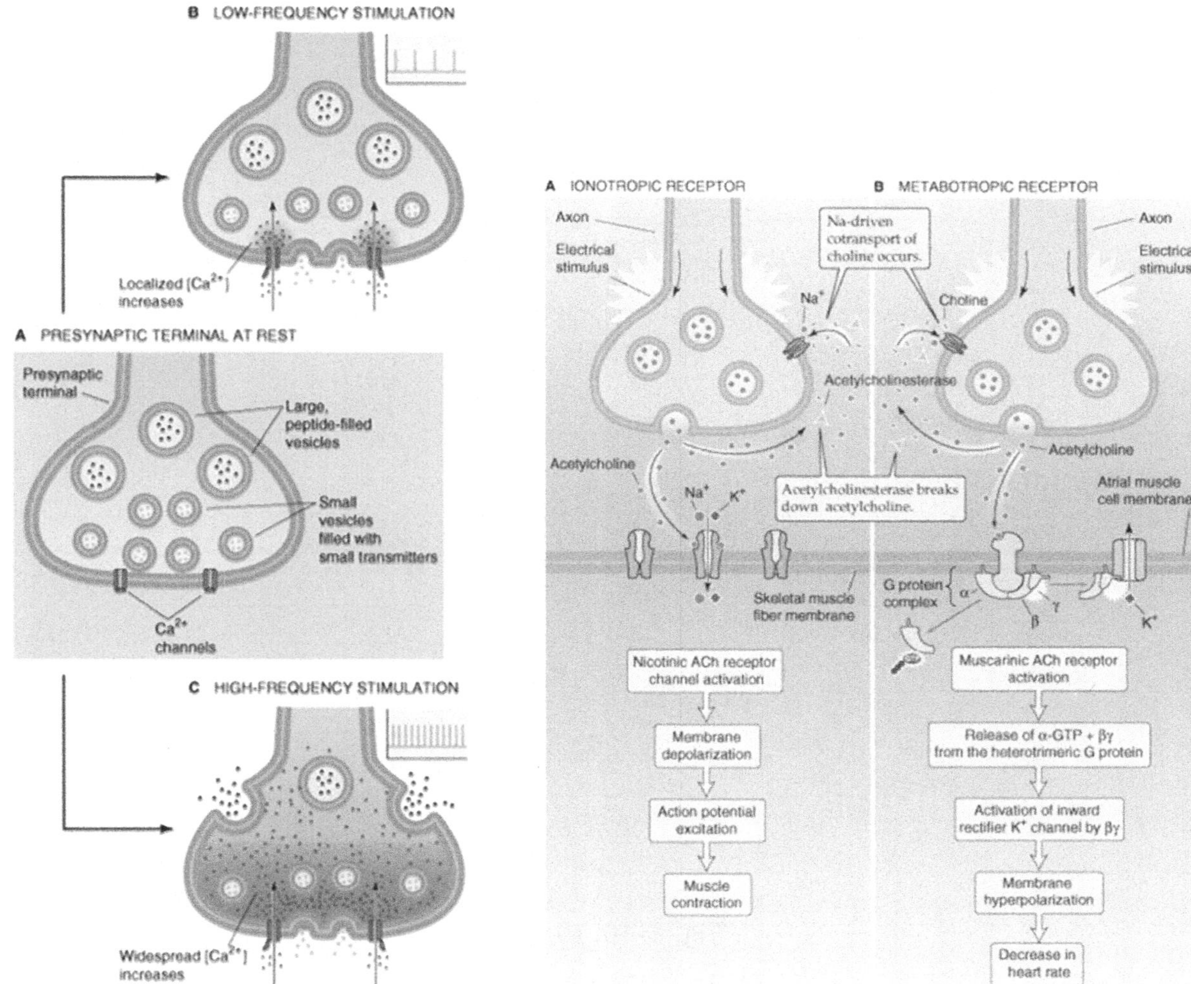

Fig. 1-8. Tomada de [1].   Fig. 1-9. Tomada de [1].

Síntesis, empaquetamiento, secreción y eliminación del neurotransmisor.

Neurotransmisores de pequeño tamaño.

- Son sintetizados en la terminal presináptica.
- Las enzimas que los sintetizan se producen en el cuerpo de las neuronas y llegan al citoplasma de la terminación nerviosa por transporte axónico lento.
- Los precursores necesarios para su síntesis pueden ser recaptados desde el espacio sináptico por transportadores de la membrana plasmática de la terminal presináptica.
- Se almacenan en vesículas esperando a ser liberados a la hendidura sináptica en respuesta al aumento de Ca^{2+} intracelular.
- Pueden ser recaptados y reciclados (completos o solo algún componente), o bien degradados (en las células o en el espacio sináptico).

Neuropéptidos.

- Los precursores de los neuropéptidos y sus enzimas son sintetizados y empaquetados en vesículas en el soma neuronal.
- Las vesículas llegan a la terminación sináptica mediante transporte axónico rápido.
- Las enzimas actúan dentro de las vesículas presinápticas para producir el neurotransmisor final, que queda almacenado en espera de ser liberado.
- No se recaptan ni se reciclan; se degradan por proteasas en el espacio sináptico.

Small-molecule NT

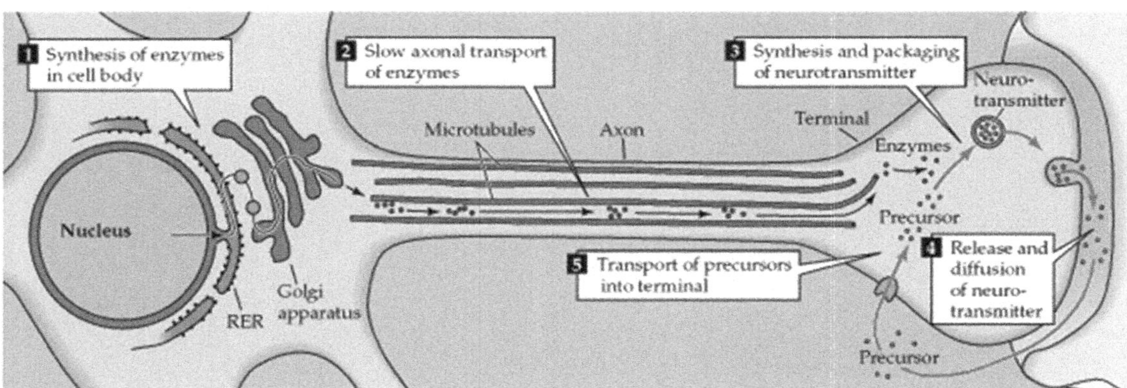

Peptide NT

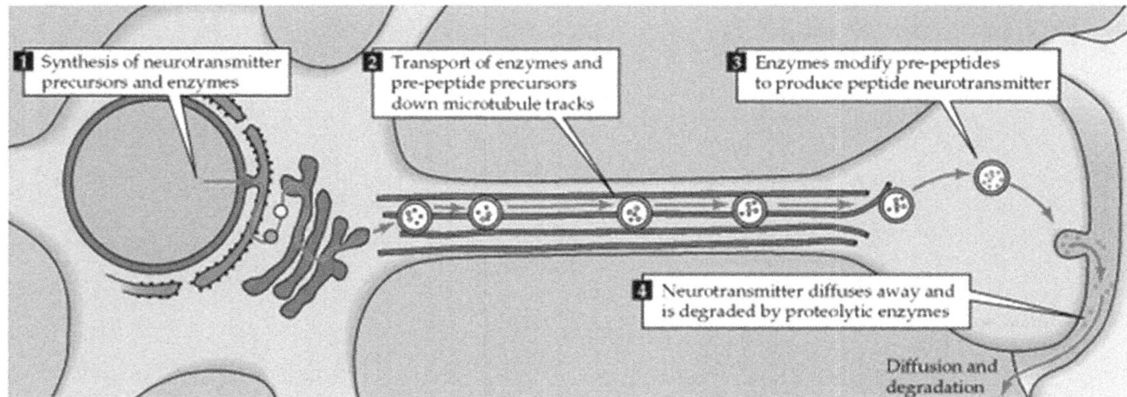

Fig. 1-10. Modificada de [6].

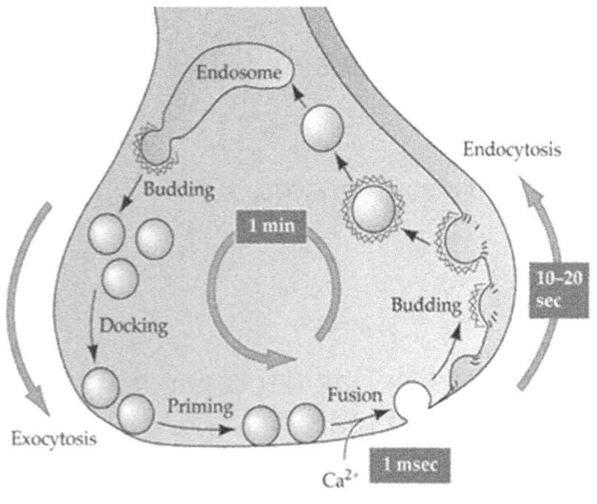

El reciclamiento de las vesículas sinápticas (Fig. 1-11) también es importante, ya que permite la renovación de la membrana e impide que aumente de tamaño la terminal sináptica.

Fig. 1-11. Tomada de [7].

Repaso de características de los neurotransmisores más comunes
Aminas (Figs. 1-12 y 1-13A)

Catecolaminas (Adrenalina, noradrenalina y dopamina).
- Precursor: Tirosina.
- Síntesis: Tirosina hidroxilasa (enzima limitante).
- Eliminación del espacio sináptico: Recaptación por transportadores específicos.
- Reciclado: Entrada en vesículas sinápticas por transportador de monoaminas.
- Degradación: Monoamino oxidasa (MAO) y catecol-O-metiltransferasa (COMT).
- Receptores: Metabotropos (α y β adrenérgicos).

<u>Histamina</u>.
- Precursor: Histidina.
- Síntesis: Histidina descarboxilasa.
- Eliminación del espacio sináptico: Recaptación por transportadores específicos.
- Reciclado: Entrada en vesículas sinápticas por transportador de monoaminas.
- Degradación: Histamina metiltransferasa (HMT) y MAO.
- Receptores: Metabotropos.

<u>Serotonina</u>.
- Precursor: Triptófano.
- Síntesis: Triptófano 5-hidroxilasa.
- Eliminación del espacio sináptico: Recaptación por transportadores específicos.
- Reciclado: Entrada en vesículas sinápticas por transportador de monoaminas.
- Degradación: MAO.
- Receptores: ionotropos o metabotropos.

Acetilcolina (Fig. 1-13B)

Neurotransmisor de la placa motora, también presente en el sistema nervioso autónomo.
- Precursores: acetil-coenzima A + colina.
- Síntesis: Colina acetiltransferasa.
- Eliminación del espacio sináptico: Acetilcolinesterasa (degradación extracelular).
- Recaptación y reciclado: Transportadores de colina, que se recapta y recicla.
- Receptores: muscarínicos (metabotropos) o nicotínicos (ionotropos).

GABA (Fig. 1-13C)

Principal neurotransmisor inhibidor en el cerebro.
- Precursor: glutamato (procede de glucosa).
- Síntesis: ácido glutámico descarboxilasa (GAD).
- Eliminación del espacio sináptico: Recaptación (astrocito y neurona).
- Reciclado: Transformación GABA → glutamato → glutamina (astrocito); transporte de glutamina a neurona; transformación glutamina → glutamato → GABA (neurona).
- Receptores: ionotropos o metabotropos.

Glutamato (Fig. 1-13D)

Principal neurotransmisor excitador del SNC.
- Precursores: glutamina, 2-oxoglutarato (ciclo de Krebs) o glucosa.
- Síntesis: glutaminasa mitocondrial (a partir de la glutamina).
- Eliminación del espacio sináptico: Recaptación (astrocito y neurona).
- Reciclado: Transformación glutamato → glutamina (astrocito), transporte de glutamina a neurona, transformación glutamina → glutamato (neurona).
- Receptores: ionotropos o metabotropos.

Glicina

Principal neurotransmisor inhibidor en la médula espinal.
- Precursor: Serina.
- Síntesis: Serina hidroximetiltransferasa mitocondrial.
- Eliminación del espacio sináptico: Recaptación (astrocito y neurona).
- Reciclado: Entrada en vesículas sinápticas por transportador específico.
- Receptores: Ionotropos.

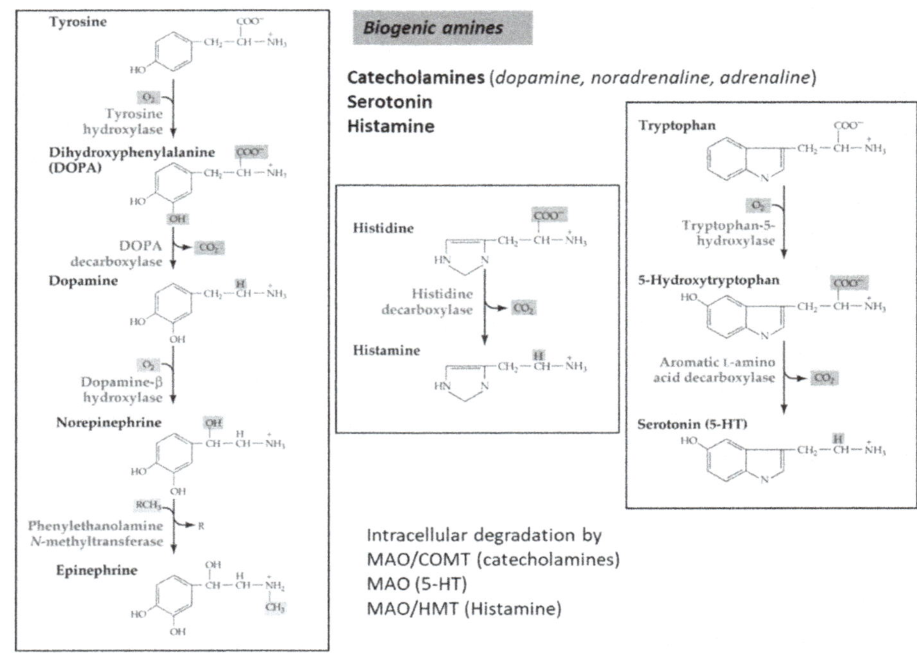

Fig. 1-12. Modificada de [7].

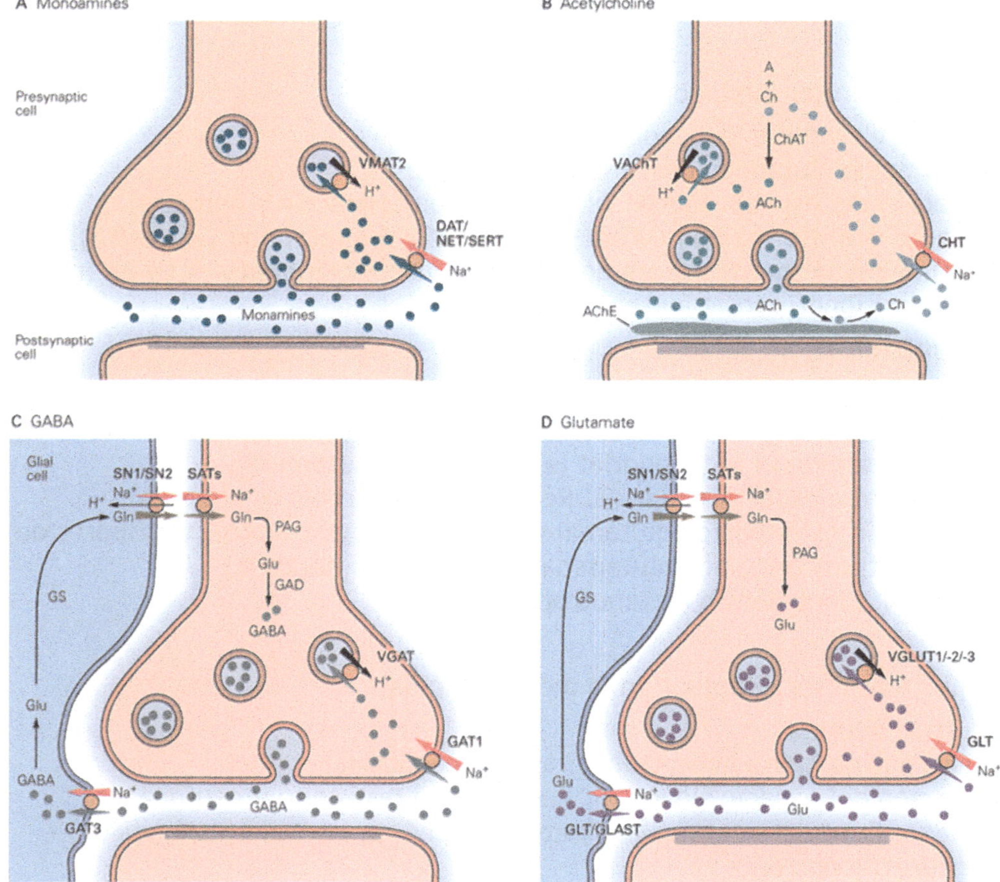

Fig. 1-13. Tomada de [5]. *Acetylcholine (ACh), Acetylcholinesterase (AChE), Choline transporter (CHT), Choline acetyltransferase (ChAT), Dopamine transporter (DAT), GABA transporter (GAT1, GAT3), Glutamate (Glu), Glutamate decarboxylase (GAD), Glutamate glial transporters (GLT, GLAST), Glutamine (Gln), Glutamine synthetase (GS), Norepinephrine transporter (NET), Phosphate-activated glutaminase (PAG), Serotonin transporter (SERT), System N-A transporters (SN1/SN2-SAT), Vesicular transporters (VAChT, VGAT, VGLUT), Vesicular monoamine transporter (VMAT2).*

ATP y purinas (Fig. 1-7A)

El ATP está presente en todas las vesículas sinápticas y es co-liberado con otros neurotransmisores. La adenosina se genera a partir de ATP en el espacio extracelular.

- Receptores: Ionotropos o metabotropos.

Neuropéptidos (Fig. 1-14)

- Precursor: Pro-péptidos.
- Síntesis: Síntesis proteica en retículo endoplásmico.
- Eliminación: Proteasas (degradación extracelular).
- Receptores: Metabotropos.

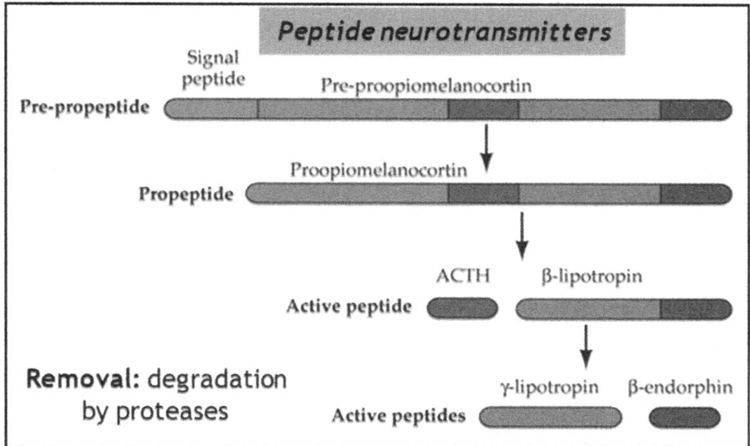

Fig. 1-14. Modificada de [7].

Neurotransmisores no convencionales (Fig. 1-7C)

A menudo se asocian con señalización retrógrada desde las células postsinápticas o desde los astrocitos.

<u>Endocannabinoides.</u>

- Síntesis: Rutas de degradación enzimática de lípidos de membrana.
- Receptores: Metabotropos.

<u>Óxido nítrico (NO).</u>

Síntesis: Óxido nítrico sintasa, arginina + citrulina → NO.

Capítulo 2

Fluidos Intracraneales y Barreras Sangre-Sistema Nervioso

La sangre y el líquido cefalorraquídeo (LCR, o cerebroespinal) son dos de los principales fluidos que encontramos en el sistema nervioso, y están contenidos en compartimentos cerrados y bien regulados. Mantienen un entorno constante y adecuado para un correcto funcionamiento del sistema nervioso.

Se comunican entre sí y están además relacionados con otros dos compartimentos:

- Compartimento intracelular.
- Compartimento extracelular (LEC) o intersticial.

La sangre arterial aporta sustancias que pasarán al compartimento extracelular y al LCR.

Las granulaciones o vellosidades aracnoideas y las venas postcapilares vehicularán las sustancias de desecho hacia el sistema venoso.

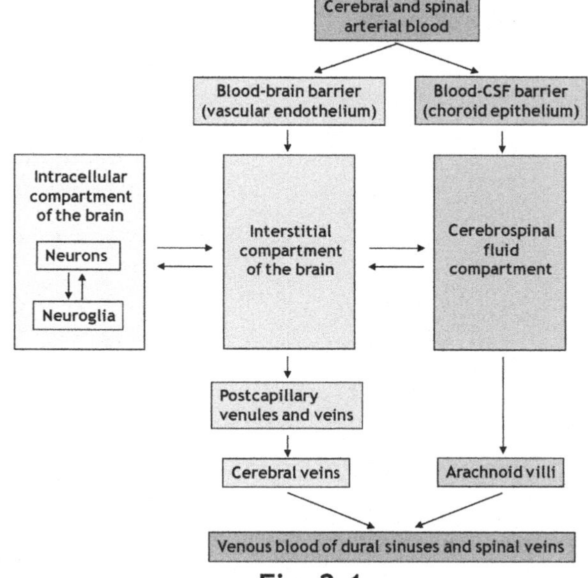

Fig. 2-1.

Sistema Ventricular

El LCR es un líquido acuoso e incoloro que llena los ventrículos cerebrales y el espacio subaracnoideo (Fig. 2-2).

El LCR se produce en los plexos coroideos de los ventrículos; fluye desde los ventrículos laterales hacia el tercer ventrículo, y a través del acueducto de Silvio llega al cuarto ventrículo y al conducto ependimario de la médula espinal.

Desde el cuarto ventrículo el LCR pasa al espacio subaracnoideo, donde finalmente es absorbido por las vellosidades aracnoideas y retorna a la circulación venosa.

La mayor parte del LCR (75%) se encuentra en el espacio subaracnoideo.

La composición del LCR está en equilibrio con el líquido extracelular (Fig. 2-1), lo que permite regular su composición.

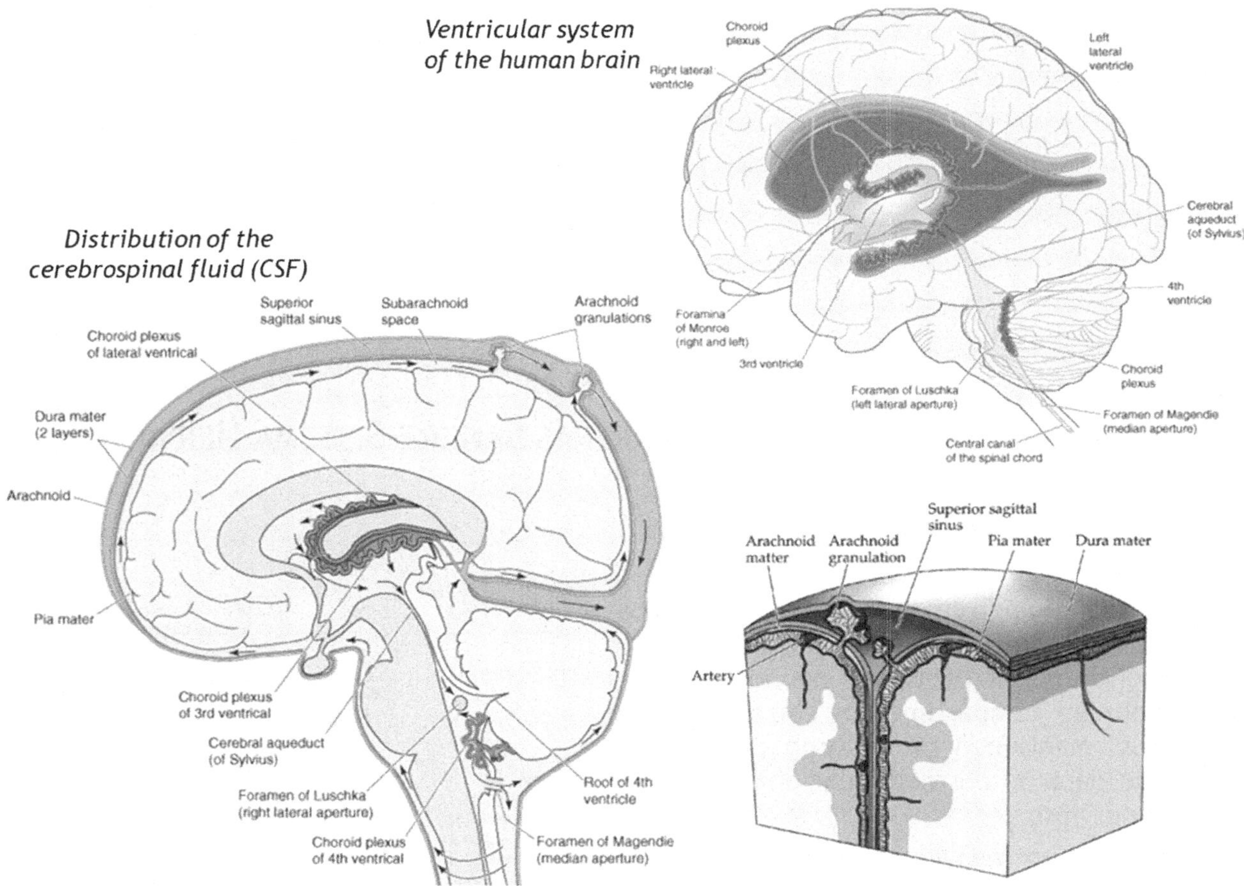

Fig. 2-2. Modificada de [1 y 7].

Formación de LCR

Ocurre en los plexos coroideos (Fig. 2-3), cuyos capilares son fenestrados. Sin embargo, las células epiteliales coroideas están unidas por uniones estrechas (forman la barrera sangre-LCR). Se necesitan proteínas transportadoras para pasar sustancias del capilar al ventrículo, aunque pueden pasar libremente sustancias liposolubles, gases y agua.

El LCR y el LEC son isosmóticos. La composición del LCR difiere de la del plasma. En el LCR no hay células, aunque se han descubierto recientemente células del sistema inmune.

La formación del LCR ocurre en dos pasos.

1. Filtración del plasma a través de los capilares fenestrados hacia el LEC del lado basolateral de las células del epitelio coroideo.
2. Las células del plexo coroideo secretan líquido hacia el ventrículo.

El LCR se produce por secreción neta de Na^+, Cl^- y HCO_3^-, que da lugar a arrastre de agua hacia el interior del ventrículo.

Reabsorción de LCR

Se produce por transcitosis en las vellosidades aracnoideas (Fig. 2-4A).

Este proceso es:

- Unidireccional: lo que hay en el SN puede pasar fácilmente a la sangre, pero no al contrario.
- Poco regulado e inespecífico: todos los componentes del LCR pueden pasar a la sangre.

El movimiento neto de LCR a la sangre venosa está producido por la mayor presión del mismo.

Volumen y presión del LCR

- Volumen del LCR: 150 ml.
- Formación de LCR: 550 ml/día.
- Presión del LCR: 70-180 mm LCR (5,1-13,6 mm Hg).

La formación de LCR es constante e independiente de la presión (Fig. 2-4B).

La reabsorción sí depende de la presión. Por debajo de 70 mm LCR, la reabsorción de LCR es nula. A partir de aquí, la reabsorción sube de manera proporcional a la presión del LCR y permite mantener el rango de presiones.

Conceptos para reflexión:

- Comparación entre la composición del LCR y la sangre.
- Comparación entre los mecanismos de formación del LCR y los sistemas de formación de la orina en el sistema renal.
- Comparación del sistema de LCR con el sistema linfático.

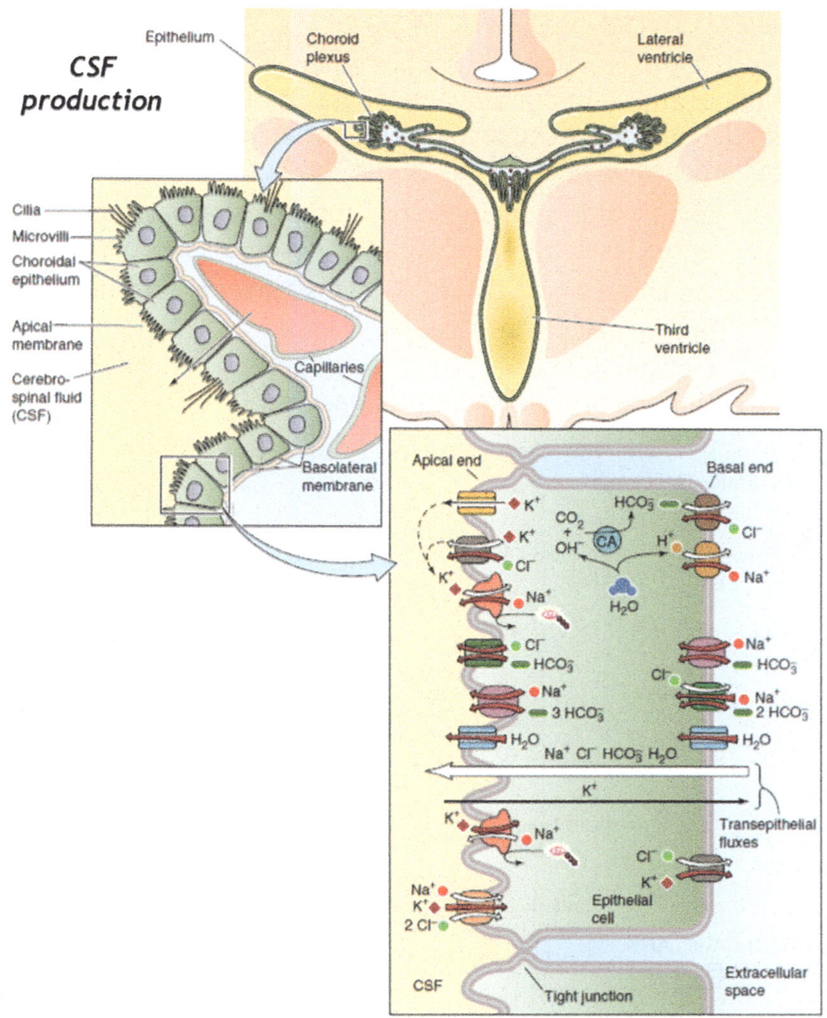

Fig. 2-3. Modificada de [1].

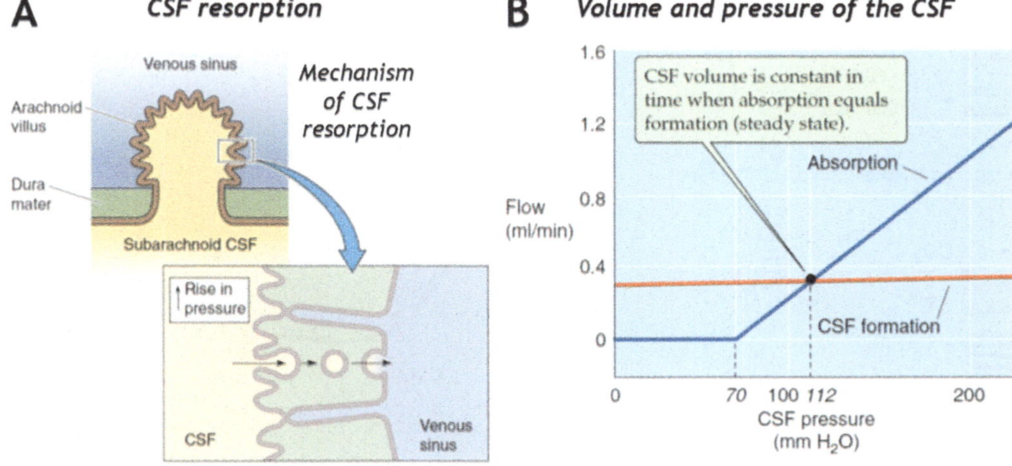

Fig. 2-4. Modificada de [1].

Funciones del LCR

- Control homeostático del medio interno neuronal, por su comunicación con el LEC.
- Función mecánica debido a la flotación del encéfalo.
- Comunicación química, actuando como conductor de hormonas y otras sustancias.

BARRERAS SANGRE-SISTEMA NERVIOSO

Existen dos barreras formadas por uniones celulares estrechas (adherentes) que impiden la libre circulación de iones y otras moléculas de la sangre al sistema nervioso, pero que permiten el paso de ciertos gases, sustancias liposolubles pequeñas y agua (a través de canales de agua). Estas uniones se encuentran en dos estructuras:

1. entre células de los plexos coroideos → barrera sangre-LCR (hematolicuoral) (Fig. 2-3).
2. entre las células endoteliales cerebrales → barrera hematoencefálica (BHE) (Fig. 2-5).

El paso de sustancias a través de estas barreras está limitado por:

- Ionización a pH fisiológico.
- Liposolubilidad.
- Unión a proteínas del plasma.

Las células que componen estas barreras pueden presentar transportadores específicos (para glucosa, aminoácidos, vitaminas...), así como canales iónicos y bombas distribuidos diferencialmente en sus membranas.

La bomba de Na^+-K^+ está en la membrana basolateral de las células del endotelio vascular (Fig. 2-5). En las células epiteliales de los plexos coroideos, a diferencia del resto del organismo, está en la zona apical (Fig. 2-3).

Zonas sin barrera dentro del sistema nervioso (órganos circunventriculares).

En estas zonas, que rodean al sistema ventricular y forman parte del sistema de control neuroendocrino, las neuronas están directamente expuestas a los solutos del plasma sanguíneo.

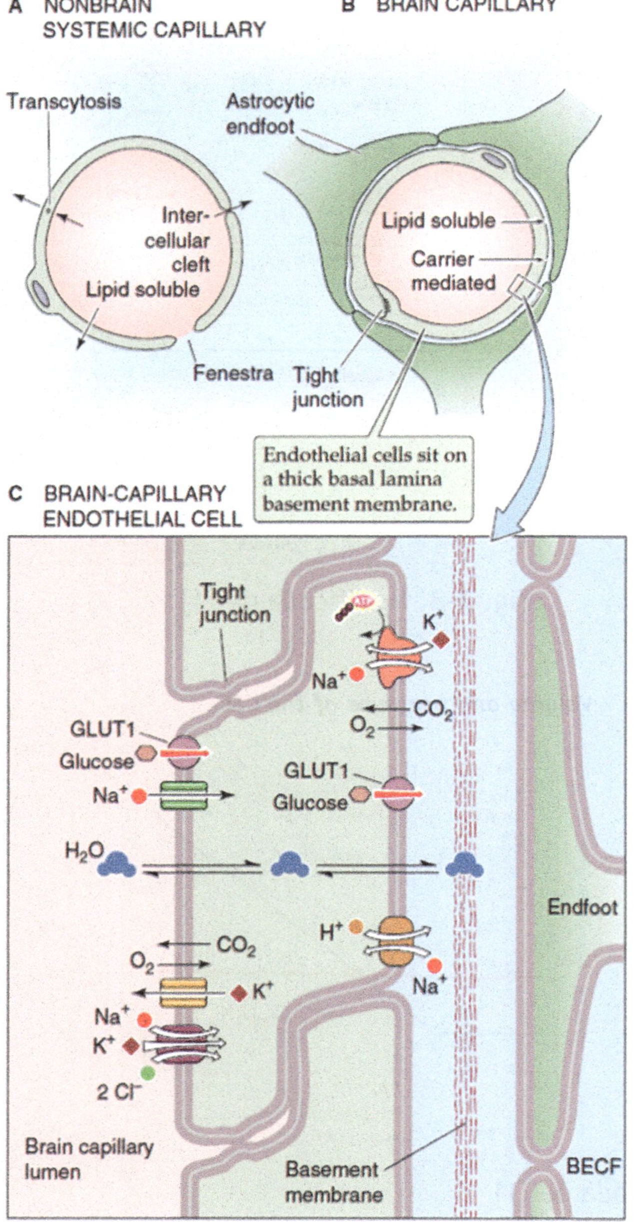

Fig. 2-5. Tomada de [1].

Brain regions without blood-brain barrier

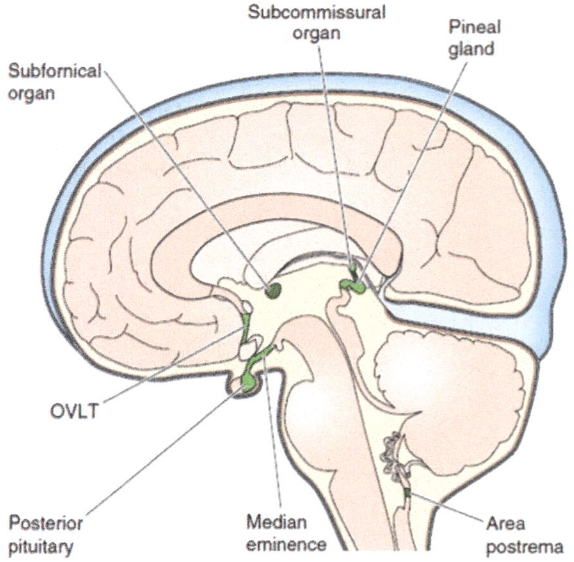

Fig. 2-6. Modificada de [1].

METABOLISMO CEREBRAL

El cerebro es uno de los órganos con mayor tasa metabólica, y es de gran fragilidad dada su gran dependencia de niveles adecuados de glucosa, O_2 y ATP. Por tanto necesita un eficiente sistema de control metabólico.

Metabolismo de la glucosa. (Fig. 2-7A)

La glucosa pasa de la sangre al LEC a través de transportadores GLUT-1 del endotelio capilar.

Una vez en el LEC la glucosa puede seguir dos rutas hasta la neurona:

1. Vía directa: Entrada directa a través del transportador GLUT-3.
2. Vía indirecta: Es la ruta principal. La glucosa entra al astrocito, donde junto al glucógeno almacenado se emplea para sintetizar lactato. El lactato se transfiere a la neurona, donde se metaboliza aeróbicamente.
   Esta vía permite que, aunque la glucemia no sea constante, el astrocito genere un flujo continuo de lactato y funcione como un almacén para que la neurona obtenga la energía necesaria.

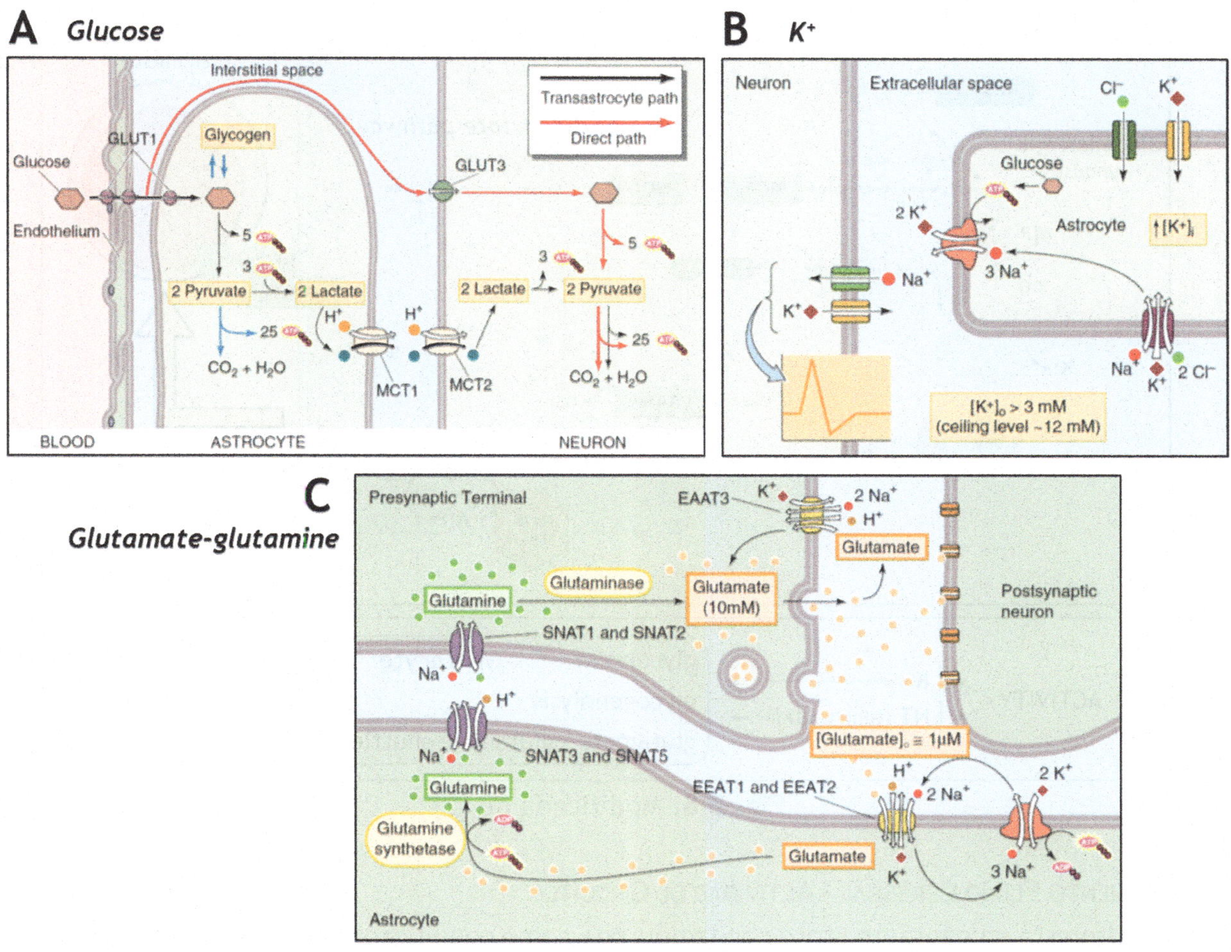

Fig. 2-7. Modificada de [1].

Metabolismo del potasio. (Fig. 2-7B)

El control de la concentración de K^+ es esencial para la excitabilidad neuronal.

Los astrocitos son permeables al K^+ y muy sensibles a su concentración extracelular. Un aumento de la actividad neuronal hace que aumente la concentración extracelular de K^+, lo que podría ocasionar la despolarización e incremento en excitabilidad neuronal.

Los astrocitos retiran K⁺ del LEC por tres mecanismos:
- La bomba de Na^+-K^+.
- El triple transportador Na^+-K^+-Cl^-.
- Por canales de K^+ y Cl^-.

Metabolismo del glutamato (ciclo glutamato-glutamina). (Fig. 2-7C)

El glutamato liberado en la transmisión sináptica es recaptado por los astrocitos desde el espacio sináptico. El glutamato se transforma en glutamina en el astrocito, y la glutamina pasa a las neuronas, donde la glutaminasa la transforma en glutamato.

ACOPLAMIENTO METABOLISMO – ACTIVIDAD DE CIRCUITOS

Todos estos mecanismos operan juntos (acoplados) dando lugar a una correcta función sináptica en respuesta al incremento de actividad de un circuito neuronal (Fig. 2-8).

Astrocytes shuttle lactate and glutamine to neurons in an activity-dependent way

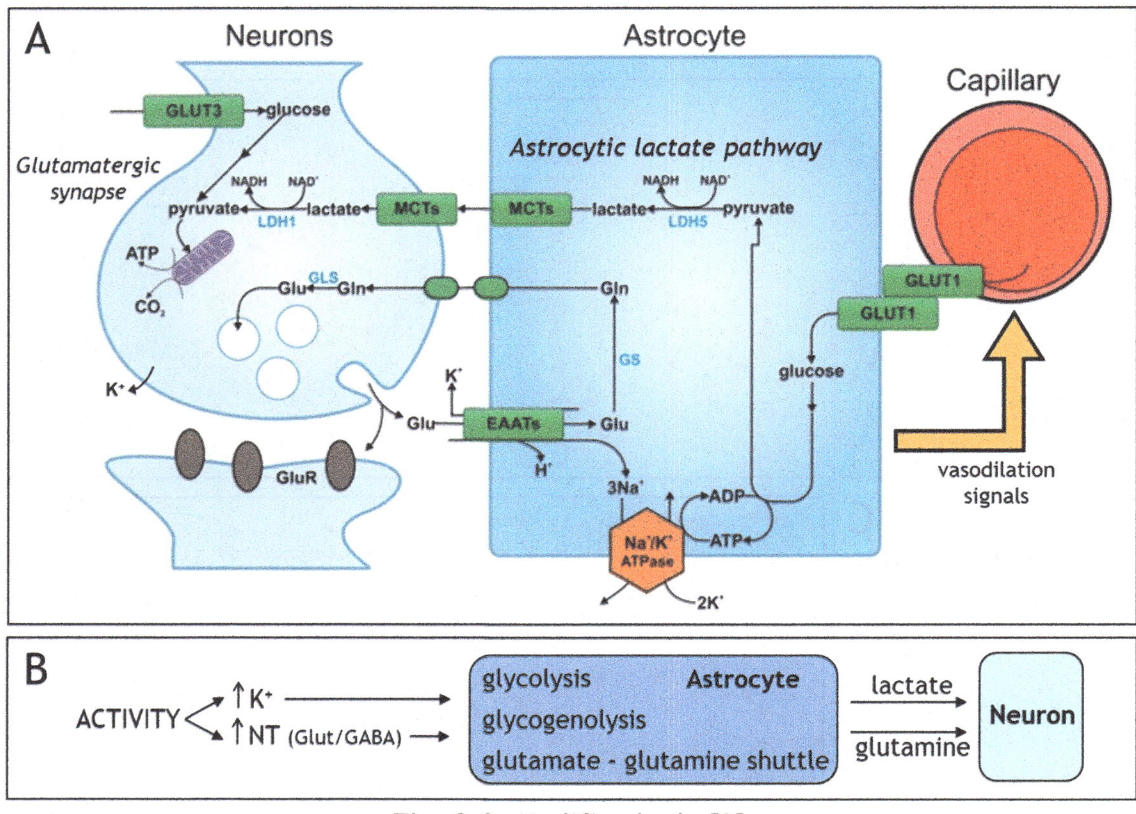

Fig. 2-8. Modificada de [2].

ACOPLAMIENTO FLUJO CEREBRAL – ACTIVIDAD DE CIRCUITOS

El astrocito está en contacto tanto con la neurona como con el capilar, por lo que puede regular el flujo sanguíneo (Fig. 2-8A).

El astrocito detecta la actividad neuronal y produce vasodilatación y un aumento del flujo sanguíneo local cuando esta aumenta.

Las variaciones en el flujo sanguíneo regional en función de la actividad de cada región del cerebro origina:
- Que haya un flujo mayor en la sustancia gris (somas y contactos sinápticos) que en la sustancia blanca (axones mielinizados) (Fig. 2-9C).
- Que haya diferencias regionales de flujo dependiendo de la actividad que estemos realizando (reposo, hablando, leyendo, etc.) (Fig. 2-9C).

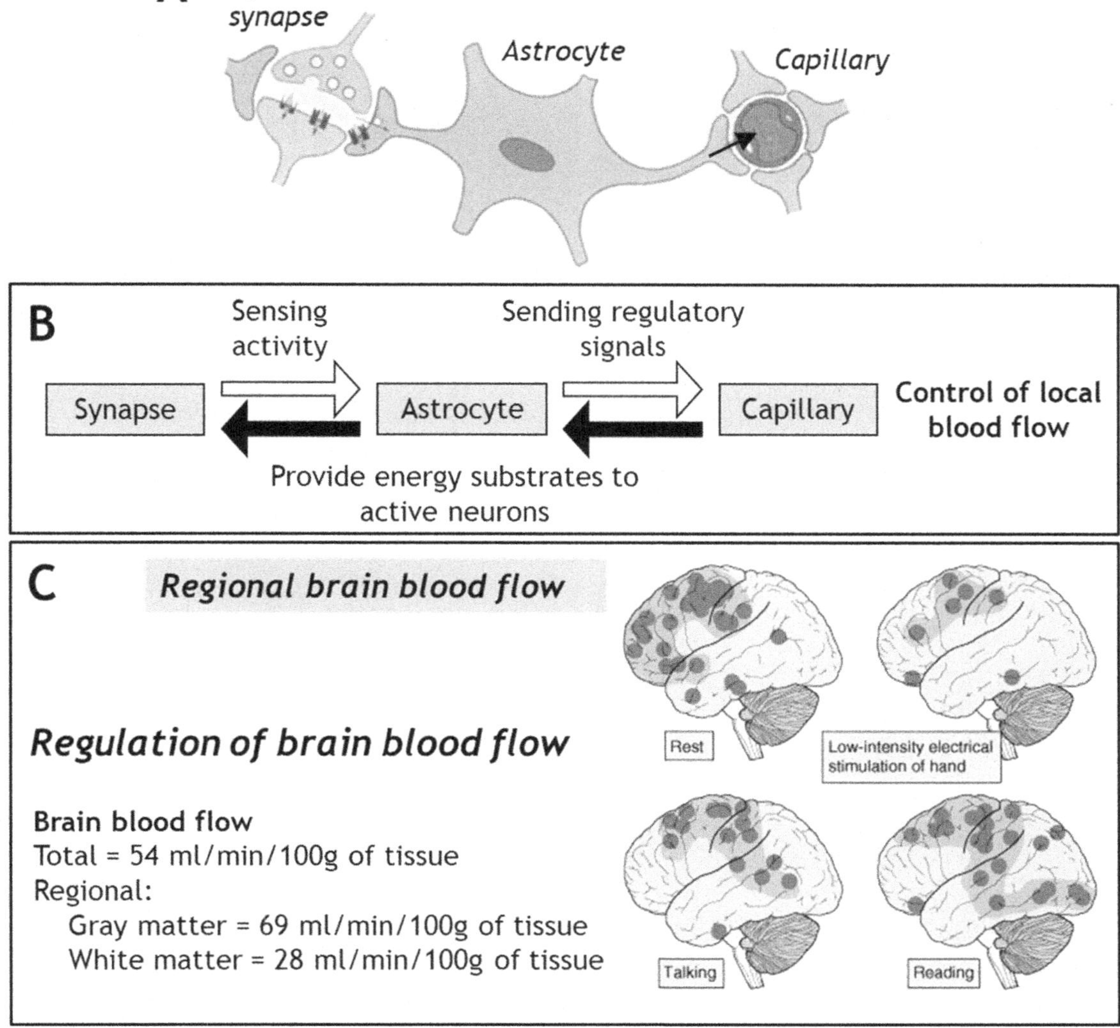

Fig. 2-9. A) Modificada de [11]. **C)** Modificada de [1].

<u>*Conceptos para repaso y reflexión*</u>:

- Regulación de la circulación cerebral. Autorregulación; factores endoteliales y hormonales.
- Factores que condicionan el flujo. Implicaciones de los cambios de la presión intracraneal en el flujo sanguíneo cerebral.

CAPÍTULO 3

FISIOLOGÍA DE LOS SISTEMAS SENSORIALES

Los sistemas sensoriales se encargan de detectar, transmitir, codificar y percibir la información contenida en estímulos que se originan en el medio ambiente externo e interno.

Los estímulos (físicos y químicos) son detectados por receptores sensoriales que transforman sus propiedades en cambios en el potencial de membrana (V_m) de las neuronas. Cuando la información del estímulo es procesada en una corteza cerebral, se genera una experiencia consciente de esa sensación.

Transducción: Transformación de la energía física o química de un estímulo en energía eléctrica (cambios del V_m neuronal).

Propiedades de los estímulos que codifica el sistema nervioso:

1. Modalidad: Qué se recibe.
2. Localización: Dónde se recibe.
3. Intensidad: Cuánto se recibe.
4. Duración: Durante cuánto tiempo se recibe.

RECEPTORES

Sensores moleculares (nivel molecular)

Cada receptor molecular detecta un tipo de energía diferente, pero todos terminan modificando la actividad de canales iónicos, que se abren o cierran produciendo un cambio en V_m.

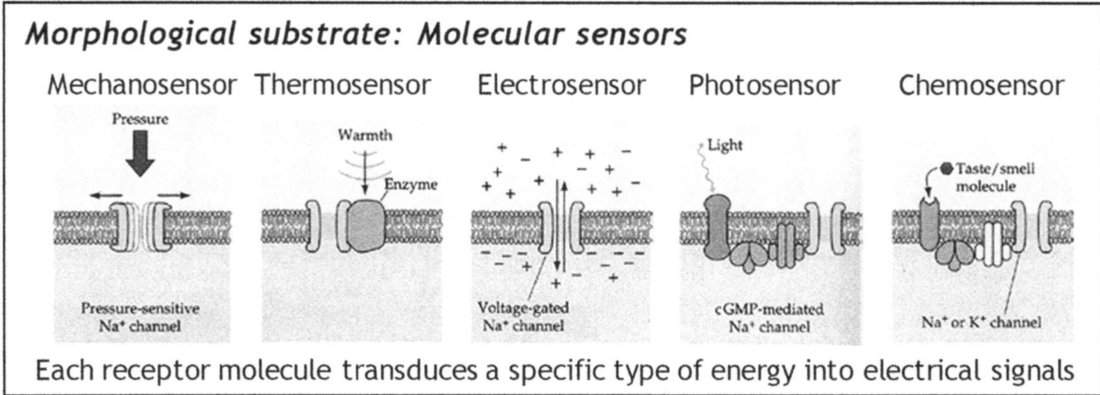

Fig. 3-1. Modificada de [6].

Receptores sensoriales (nivel celular)

La llegada de un estímulo sensorial produce en la célula receptora un potencial de receptor (electrotónico), que puede convertirse en potenciales de acción si la célula receptora es excitable (receptor primario) y el potencial de receptor alcanza el umbral de disparo.

Un sistema en que la célula receptora es excitable es más rápido. Si la célula receptora no es excitable (receptor secundario) el sistema es más modulable al contar con una sinapsis antes de la transmisión de la señal sensorial al SNC.

VÍAS SENSORIALES

Una vía sensorial implica a un circuito neuronal compuesto de, al menos, dos neuronas conectadas por una sinapsis (Fig. 3-2).

En las vías sensoriales puede producirse:

- *Procesamiento en serie:* Información transmitida en cadena desde el receptor sensorial hasta la corteza. El procesamiento del estímulo se hace más complejo al avanzar en la cadena jerárquica del circuito.
- *Procesamiento en paralelo:* Diferentes propiedades del mismo estímulo pueden procesarse en distintas vías paralelas (ej.: tacto y temperatura).
- *Organización en mapas sensoriales:* Las vías paralelas dan lugar a mapas que permiten el procesamiento de estímulos de una misma modalidad procedente de distintas localizaciones (ej.: tacto) o con distintas propiedades (ej.: gusto).

Conceptos para reflexión:

- ¿Qué ventaja proporciona al procesamiento un circuito organizado topográficamente?

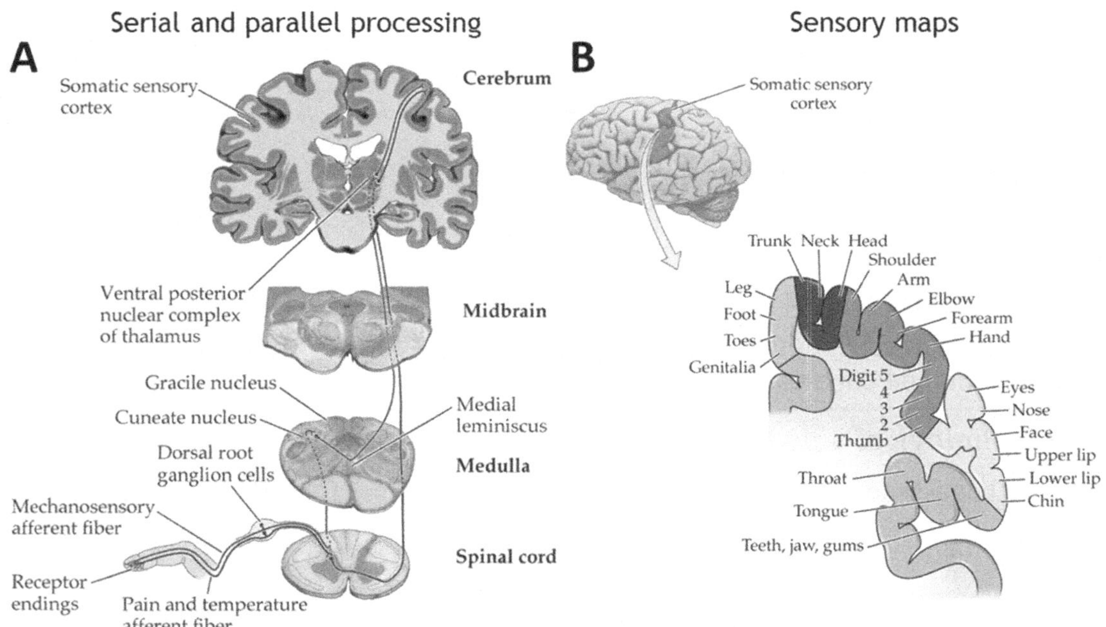

Fig. 3-2. Modificada de [6].

CODIFICACIÓN DE LOS ATRIBUTOS DEL ESTÍMULO

Modalidad

Tipo de energía que se recibe. Depende de qué neuronas son activadas, qué tipo de sensor molecular tienen y qué vías emplean para llegar al cerebro.

Hay receptores especializados para cada tipo de energía (su estímulo adecuado). El cerebro asocia la señal que procede de un receptor con una modalidad determinada (Fig. 3-3).

Submodalidades: dentro de la modalidad visión distinguimos las submodalidades rojo, azul y verde, en función de la longitud de onda que estimule al receptor.

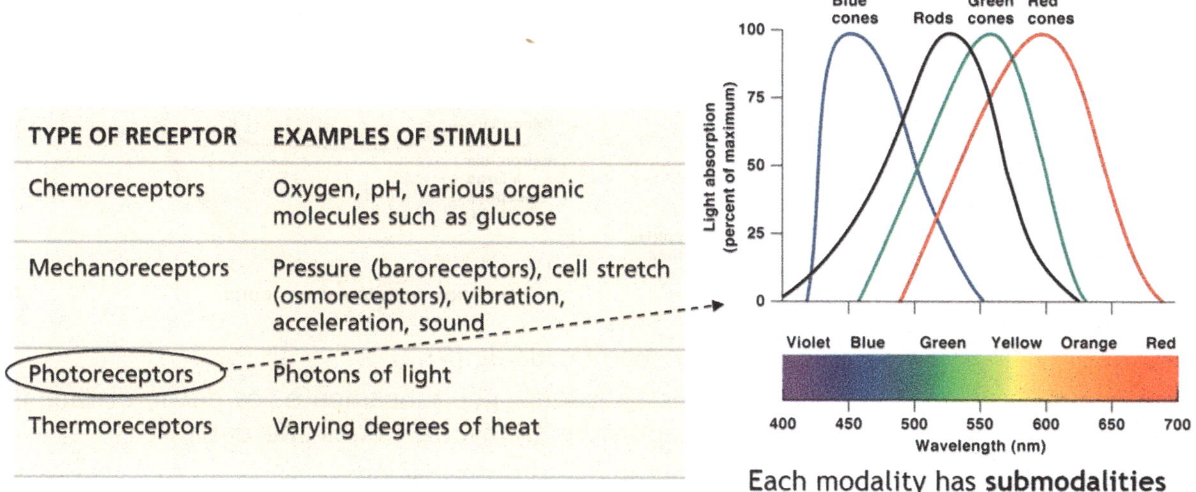

Fig. 3-3. Modificada de [1 y 9].

Localización

El campo receptor de un receptor sensorial hace referencia a la región del espacio donde, de encontrarse allí un estímulo, el receptor respondería.

Cada receptor sensorial posee un campo receptor (Fig. 3-4). Este concepto se entiende bien aplicado al espacio, pero existen otros tipos de campos receptores (ver Tema 7).

Una unidad sensorial comprende al receptor sensorial y su campo receptor.

Puede existir solapamiento de campos receptores de varios receptores sensoriales. El solapamiento ofrece varias ventajas:

- Si se lesiona un receptor no se pierde la percepción del estímulo que recogía. Gracias a fenómenos de plasticidad (ver Tema 10), una neurona adyacente puede procesar la información de la que ha muerto, modificando su campo receptor.
- Localización más precisa de la ubicación del estímulo: todos los receptores sensoriales involucrados informan en paralelo a la corteza y determinan su localización.

El término campo receptor se aplica a la célula receptora y a todas las neuronas de relevo (Fig. 3-5).

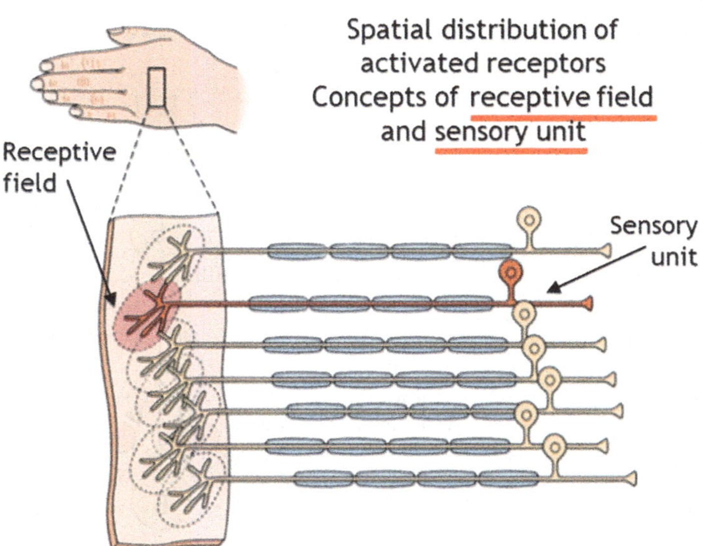

Fig. 3-4. Modificada de [5].

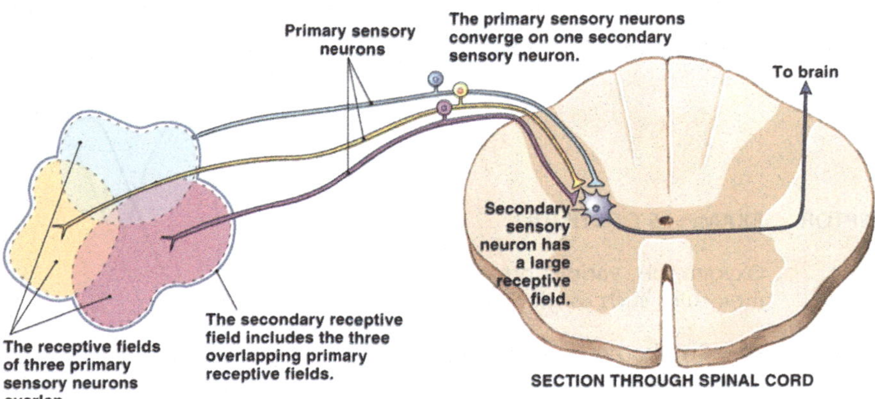

Fig. 3-5. Modificada de [9].

¿Cómo podemos discriminar dos estímulos aplicados simultáneamente, es decir, distinguirlos como dos estímulos independientes (ej.: aplicados en localizaciones diferentes)?

Propiedades del circuito sensorial que afectan a la discriminación:

- Tamaño del campo receptor del receptor sensorial.
- Grado de solapamiento entre campos receptores adyacentes.
- Convergencia de información en la neurona de relevo.

En los circuitos puede existir convergencia de señales en neuronas de relevo y divergencia de la información que parte de un receptor sensorial. La discriminación espacial se ve afectada por la configuración concreta del circuito (Fig. 3-5).

Mecanismos inhibitorios en las neuronas de relevo

La neurona sensorial que recibe de forma preferente un estímulo activa en serie a su vía, pero inhibe en paralelo a las neuronas de relevo adyacentes que transmiten de forma más débil el estímulo. La existencia de interneuronas inhibitorias en el circuito ayuda a mejorar la resolución espacial (Fig. 3-6). De esta manera se fomenta que la vía de señalización preferente informe a las siguientes neuronas de relevo sin interferencias, y que la información llegue a la corteza con una mayor discriminación de la localización del estímulo.

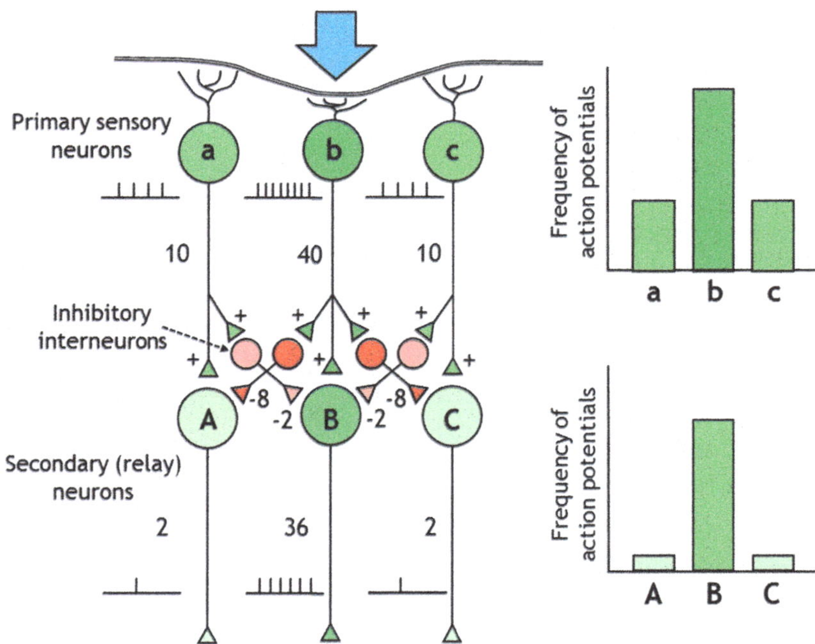

Fig. 3-6.

Concepto para reflexión:

- ¿Es útil que exista un nivel tónico de actividad de las neuronas sensoriales para que pueda darse la inhibición lateral?

Como último paso en la localización de un estímulo sensorial intervienen los mapas sensoriales (Fig. 3-2B): La información procedente de receptores sensoriales adyacentes se procesa en regiones adyacentes de la corteza, formando un mapa topográfico.

Intensidad

La intensidad del estímulo se codifica por la frecuencia de disparo de las neuronas del circuito (Fig. 3-7A).

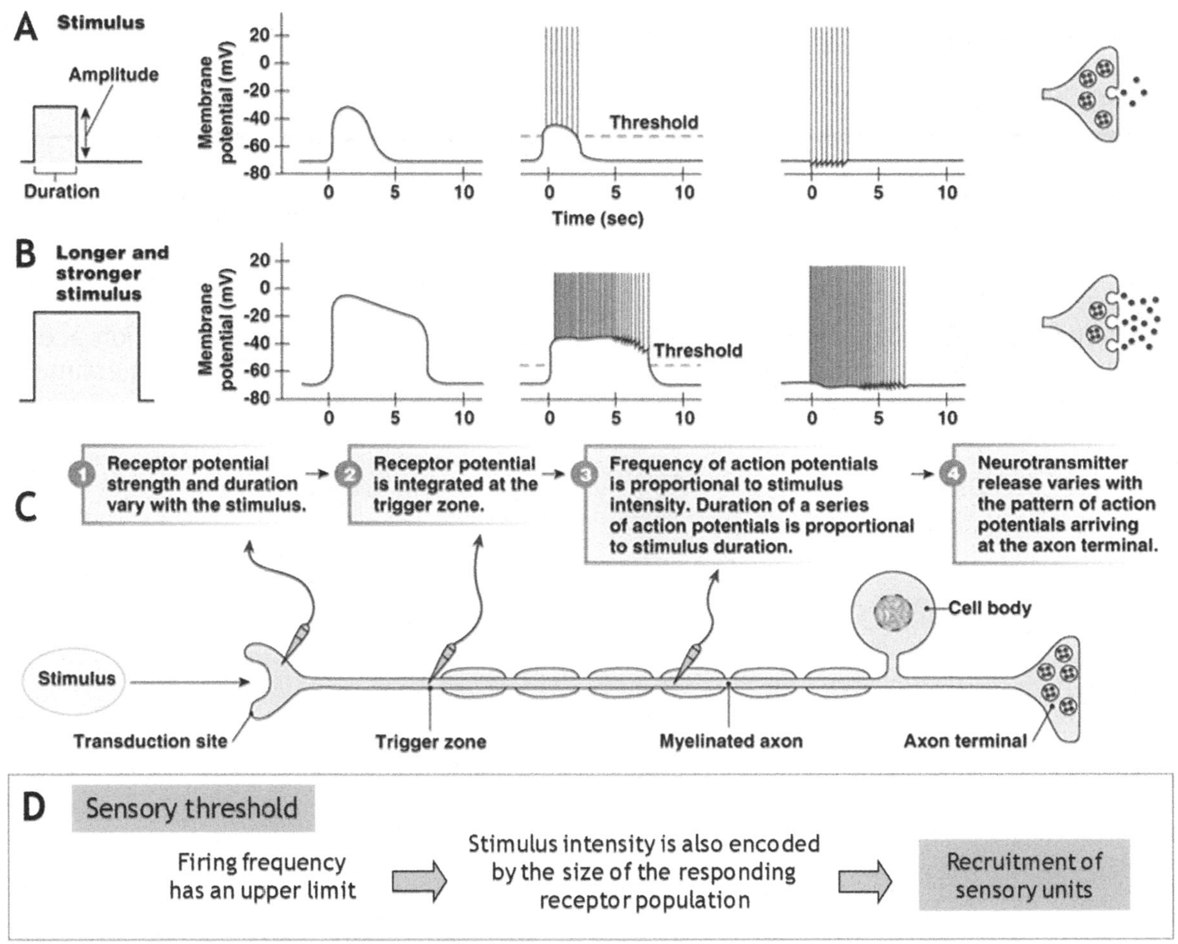

Fig. 3-7. Modificada de [9].

Umbral de activación: Intensidad mínima del estímulo capaz de provocar una respuesta en el receptor sensorial y, como consecuencia, cambiar la frecuencia de disparo de potenciales de acción de las neuronas de la vía.

La frecuencia de potenciales de acción de la primera neurona en la vía será proporcional a la intensidad del estímulo. Este código se mantendrá a lo largo de las sinapsis del circuito (la cantidad de neurotransmisor liberado y el número de receptores activos en cada sinapsis también serán proporcionales).

Las neuronas tienen un límite de frecuencia de disparo, lo que impediría identificar intensidades de estímulos con mayor energía. Para solucionar esto, un estímulo de mayor intensidad recluta más unidades sensoriales (Fig. 3-7 D).

Duración

La duración del tren de potenciales de acción generados por un estímulo es proporcional a su duración (Fig. 3-7A,B). Sin embargo, otra característica del disparo de potenciales de acción de una neurona puede codificar duración: La adaptación (Fig. 3-8).

- *Receptores de adaptación rápida (fásicos)*. Disparan cuando se inicia un estímulo y cuando se termina. Transmiten poca información ante un estímulo continuo, es decir, se adaptan al estímulo. Son particularmente eficaces para transmitir información acerca de cambios de intensidad del estímulo.

- *Receptores de adaptación lenta (tónicos)*. Generan una descarga mantenida en presencia de un estímulo continuo. Transmiten información acerca de la presencia del estímulo a lo largo de toda su duración.

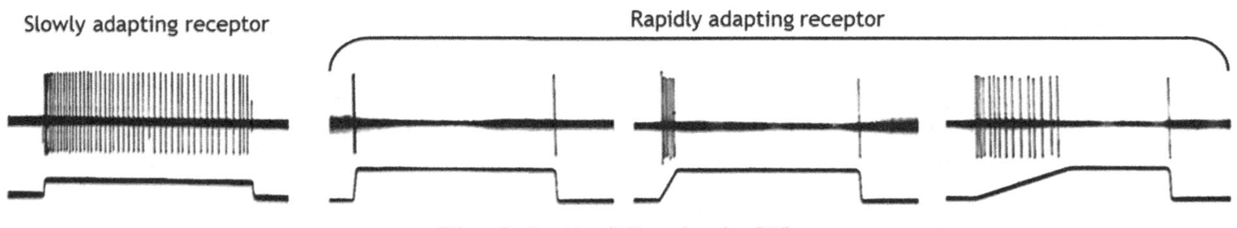

Fig. 3-8. Modificada de [5].

La presencia de ambos tipos de receptores es útil porque proporcionan información acerca de las cualidades dinámicas (adaptación rápida) y estáticas (adaptación lenta) de un estímulo.

CAPÍTULO 4

FISIOLOGÍA DE LOS SISTEMAS DE QUIMIORRECEPCIÓN

Los sistemas quimiorreceptores del olfato, el gusto y el sistema quimiorreceptor trigeminal detectan sustancias químicas.

EL SISTEMA OLFATIVO

Organización

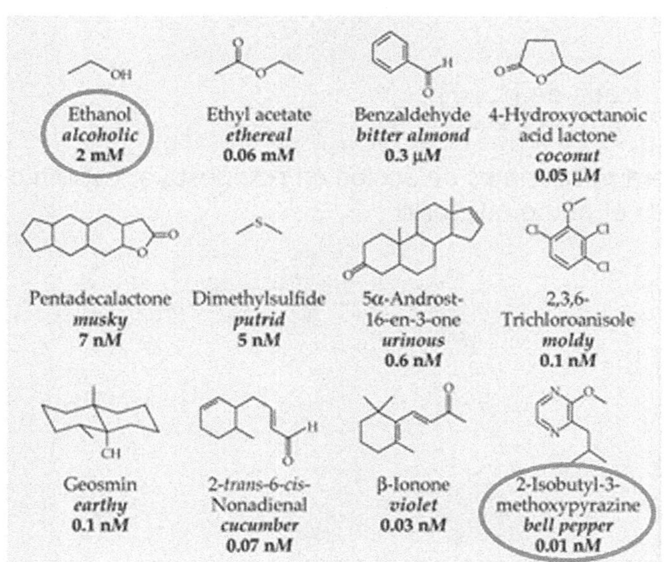

Fig. 4-1. Modificada de [6].

El estímulo químico que se detecta se denomina odorante (Fig. 4-1). Son sustancias volátiles que nos llegan por el aire. Cada odorante tiene un umbral de percepción diferente.

Los receptores olfativos se localizan en el techo de la cavidad nasal, en un epitelio modificado (Fig. 4-2) formado por:
- Neuronas sensoriales.
- Células de soporte.
- Células basales con capacidad proliferativa.

El axón de las neuronas sensoriales conecta con el SNC a través de la lámina cribosa del etmoides.

Las neuronas sensoriales olfativas poseen cilios bañados por una capa de moco, producido por las glándulas de Bowman. Esta mucosidad tiene funciones protectoras y de control del medio extracelular al que se exponen los cilios.

Para unirse a los receptores, los odorantes deben disolverse en la capa de moco.

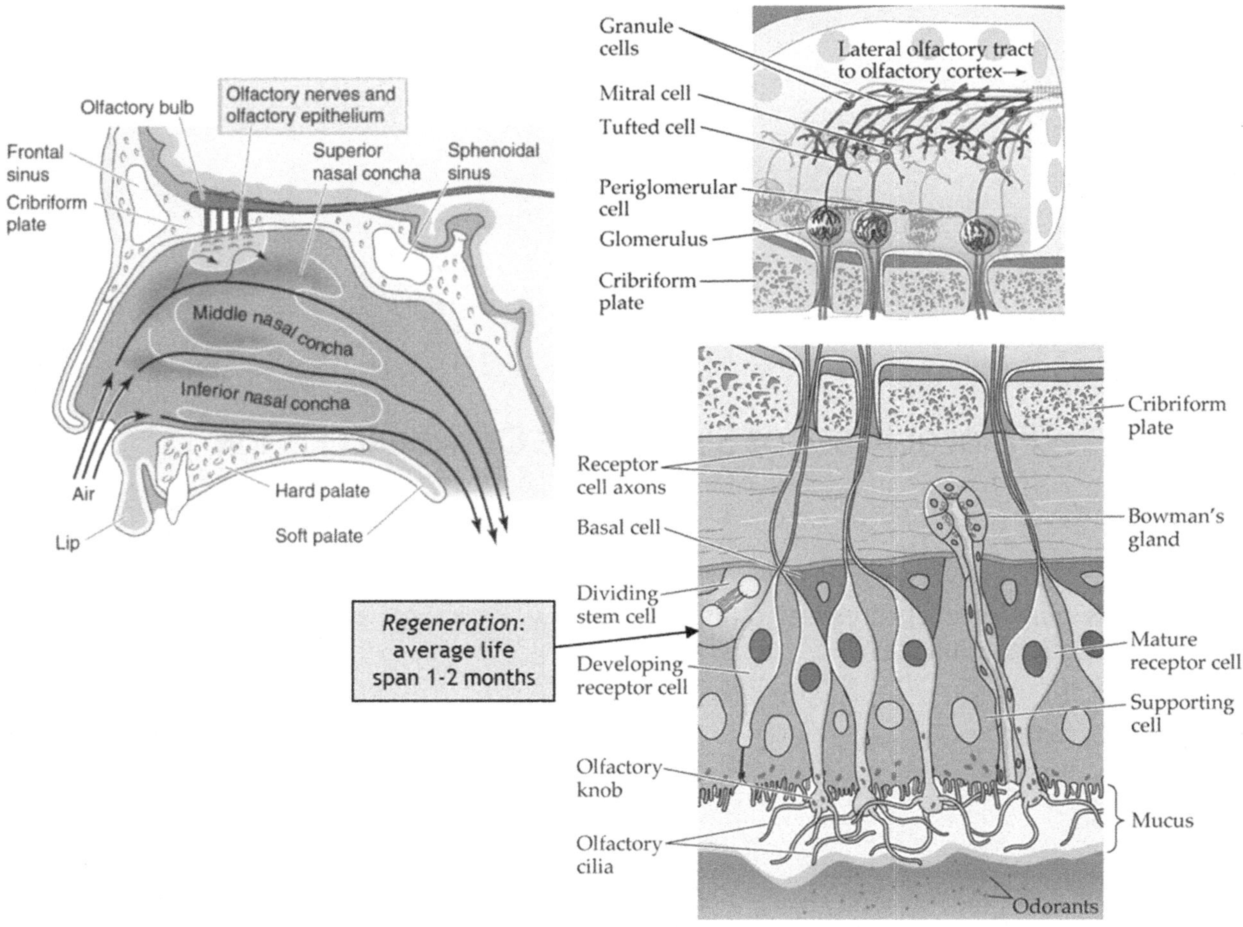

Fig. 4-2. Modificada de [1 y 7].

En el sistema olfativo la célula receptora genera potenciales de acción en respuesta al estímulo (Fig. 4-3). La segunda neurona se encuentra en el bulbo olfatorio.

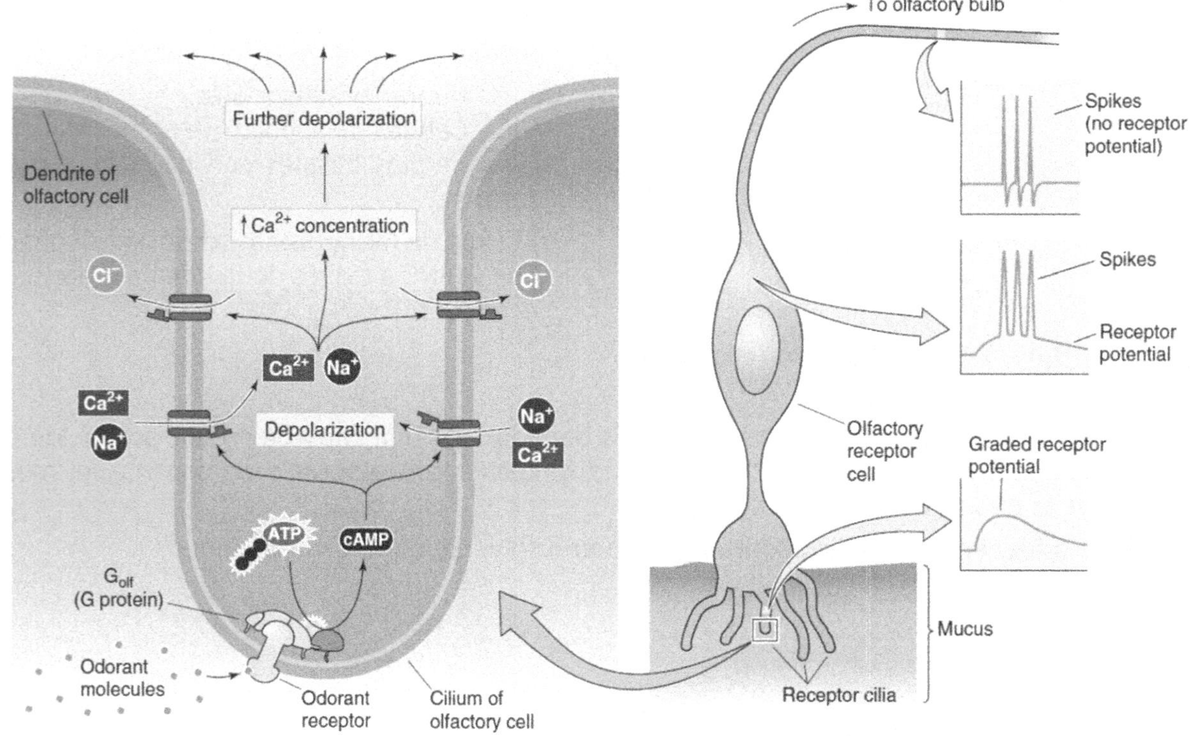

Fig. 4-3. Tomada de [1].

Transducción

Cada neurona expresa un único tipo de proteína receptora (sensor molecular) que es específico para un grupo químico, no para un odorante (Fig. 4-4).

El mismo odorante podría unirse a diferentes proteínas receptoras, en función de los distintos grupos químicos que lo constituyen.

Este sistema permite reconocer hasta 10.000 odorantes.

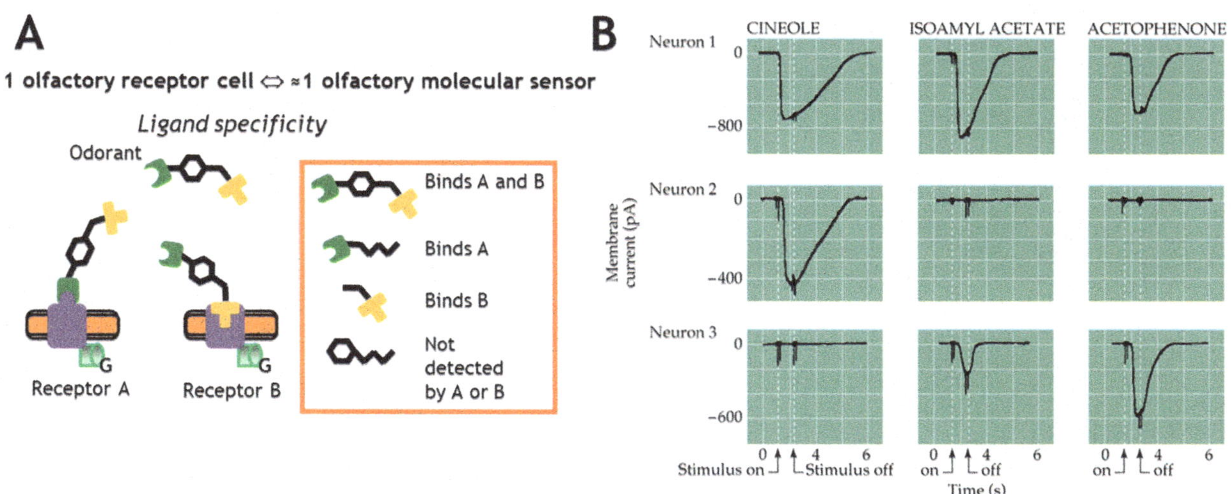

Fig. 4-4. B) Tomada de [6].

En la transducción de los estímulos olfatorios interviene un único tipo de receptor molecular y de cascada de señalización (Fig. 4-3).

1. El odorante se une a un receptor en el epitelio olfatorio.
2. Esta unión provoca la activación de una proteína G, que activa a la adenilatociclasa → aumento de los niveles de cAMP.
3. El cAMP produce la apertura de canales de Na^+ y Ca^{2+}.
4. La entrada de estos iones despolariza la célula.
5. El Ca^{2+} activa a los canales de Cl^- dependientes de Ca^{2+}, lo que genera una mayor despolarización por salida de Cl^-.
6. Esta despolarización producida en los cilios de la neurona receptora constituye el potencial de receptor, que se transmite de forma pasiva hasta el segmento axónico, donde se producirán potenciales de acción si alcanza el umbral de activación de los canales de Na^+ que los inician.

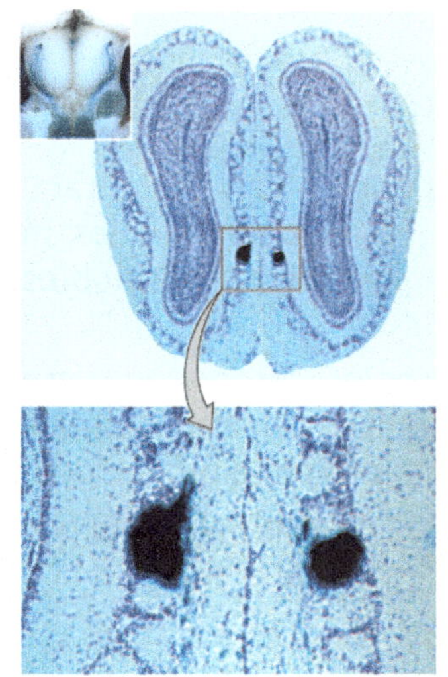

Fig. 4-5. Tomada de [7].

Procesamiento central

Los axones de las neuronas receptoras para el mismo grupo químico convergen en un glomérulo del bulbo olfatorio formando un "mapa" de olores (no topográfico) (Fig. 4-5).

Desde aquí la información viaja principalmente a la corteza piriforme, aunque también se procesa en el tubérculo olfatorio, la corteza entorrinal y la amígdala (Fig. 4-6). El sistema olfativo es el único que procesa la información inicial en una corteza sin pasar por el tálamo.

Para un procesamiento posterior, las neuronas de la corteza piriforme proyectan a la corteza orbitofrontal, núcleos talámicos e hipotalámicos. Otra vía córtico-cortical conecta con el hipocampo.

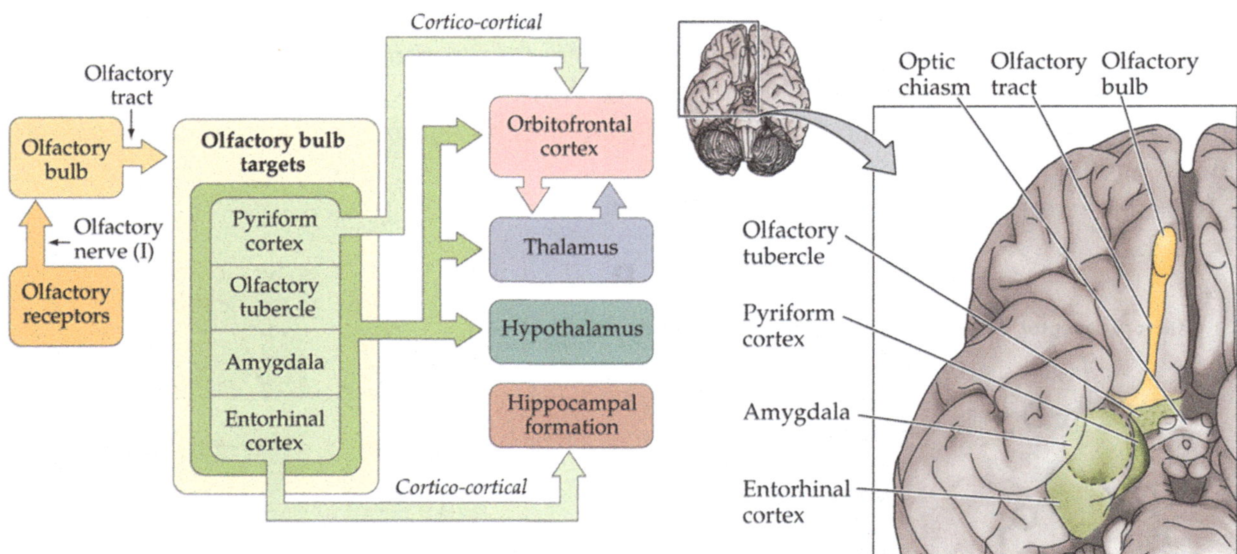

Fig. 4-6. Tomada de [7].

Propiedades

La localización del estímulo oloroso se consigue mediante el husmeo, que permite detectar distintas concentraciones de odorante en el ambiente. Sin embargo, esta localización de la procedencia del estímulo no se relaciona con un mapa topográfico cortical.

Es el sistema sensorial más antiguo. El circuito básico de procesamiento (sin pasar por el tálamo) da rapidez al sistema de discriminación de olores → Importante para organizar respuestas de huida ante olores que impliquen peligro. El procesamiento posterior contribuye a la discriminación fina.

El procesamiento en el hipocampo y la amígdala es responsable del recuerdo y del componente emotivo asociado a un olor.

Además de la percepción olfatoria, los odorantes producen distintas respuestas fisiológicas. En estas respuestas es importante el envío de información olfativa al hipotálamo.

- *Respuestas motoras viscerales.* Salivación y aumento de la motilidad gástrica ante el aroma de un alimento apetitoso; o náuseas y vómitos ante un olor nocivo.
- *Funciones reproductivas y endocrinas.* Las feromonas son odorantes específicos de especie que influyen en el comportamiento social, reproductivo y parental.

EL SISTEMA GUSTATIVO

Salt → Electrolite balance (NaCl, 10 mM)

Acids → Food palatability (Citric acid, 2 mM)

Sugars → Energy (Sucrose, 20 mM)

Glutamate → Protein synthesis

Bitter tasting molecules → Poison signaling
Alkaloids (Strychnine, 0.0001 mM)

Fig. 4-7. Modificada de [6].

Organización

Detecta las moléculas que entran en contacto con la cavidad bucal, principalmente las hidrosolubles (aunque también liposolubles) (Fig. 4-7).

Clasificamos los sabores en categorías gustativas: salado, ácido, dulce, amargo y umami (sabor sabroso debido a ciertos aminoácidos).

Existe un rango amplio de umbrales de percepción para los diferentes sabores.

En la lengua existen varios tipos de papilas, en las que encontramos los botones gustativos (Fig. 4-8) donde se concentran:

- Las células sensoriales con microvellosidades que asoman a la superficie de la lengua por el poro gustativo.
- Células de soporte.
- Células basales con capacidad proliferativa.
- Terminales de las neuronas aferentes gustativas.

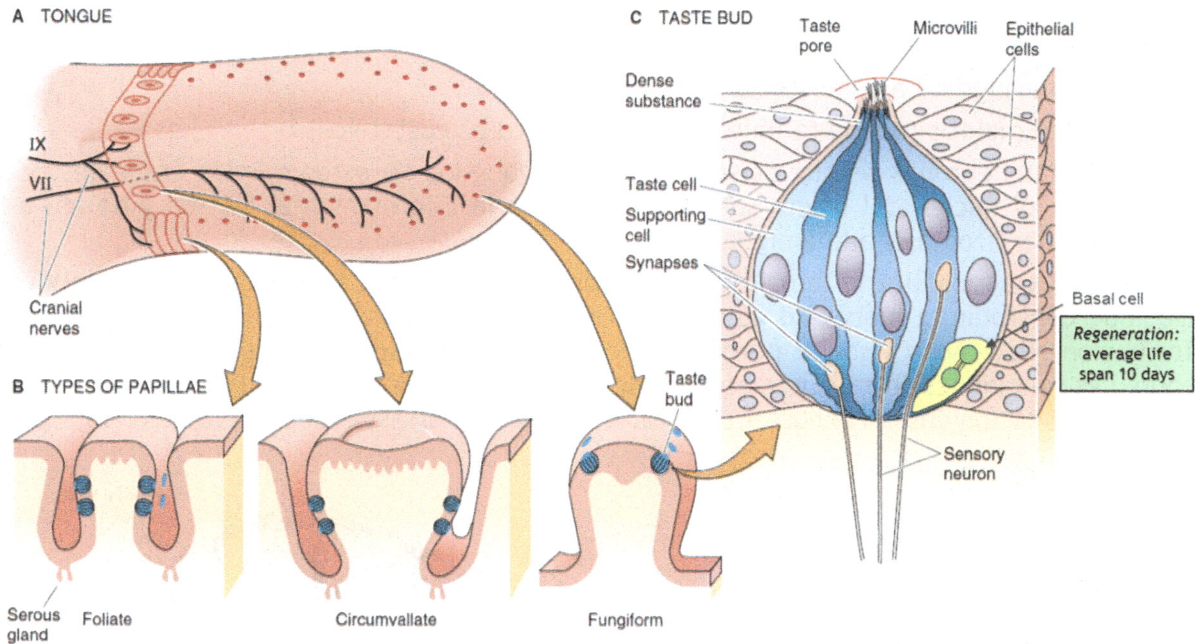

Fig. 4-8. Modificada de [1].

Transducción

En la transducción de los estímulos gustativos intervienen diferentes tipos de receptores moleculares y diferentes cascadas de señalización (Fig. 4-9).

- Los sabores salado y ácido se transducen mediante receptores ionotropos, que son directamente canales iónicos (Fig. 4-9A).
- Los sabores amargos, dulce, y umami se transducen a través de receptores de membrana metabotropos acoplados a proteínas G (Fig. 4-9B).

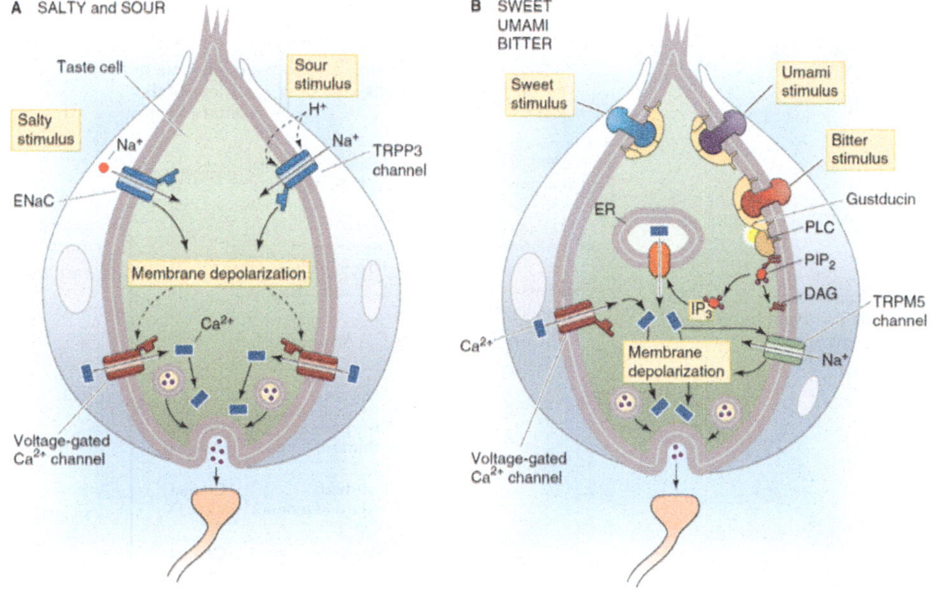

Fig. 4-9. Tomada de [1].

Los canales de Na^+, K^+ y Ca^{2+} regulados por voltaje que median la liberación del neurotransmisor se encuentran en el lado basolateral de la célula receptora.

En líneas generales, una célula receptora gustativa recoge información de un solo tipo de molécula.

Procesamiento central

La información gustativa es recogida por tres nervios craneales diferentes (Fig. 4-10).

- Facial: Parte anterior de la lengua.
- Glosofaríngeo: Parte posterior de la lengua.
- Vago: Epiglotis (donde también existen receptores gustativos).

El soma de las neuronas sensitivas se sitúa en los ganglios de estos nervios craneales, y sus axones hacia el núcleo del tracto solitario, que lleva la información al tálamo y de ahí a las cortezas insular/frontal y a la amígdala.

El núcleo del tracto solitario también recibe inervación de ramas subdiafragmáticas del nervio vago, que controlan la motilidad gástrica y traen información visceral. Esta convergencia de información gustativa y visceral permite generar respuestas adecuadas a lo que se está ingiriendo. Las conexiones entre el núcleo del tracto solitario, el hipotálamo y la amígdala permiten asociar la sensación gustativa con el apetito, la saciedad y otras respuestas relacionadas con la ingesta.

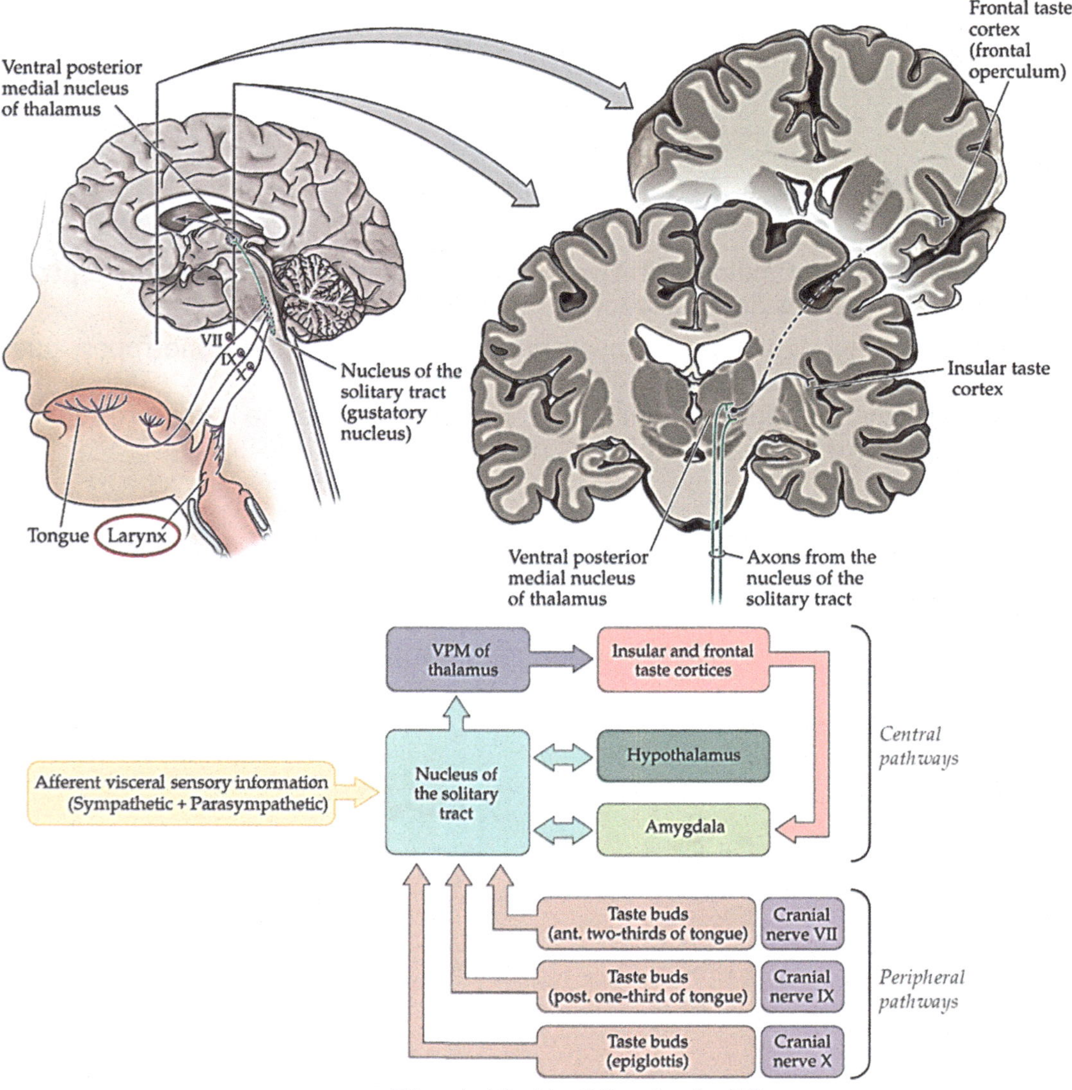

Fig. 4-10. Modificada de [7].

EL SISTEMA DE QUIMIORRECEPCIÓN TRIGEMINAL

Se activa por irritantes y se basa en neuronas nociceptivas polimodales cuyos axones se encuentran fundamentalmente en el nervio trigeminal.

Los nociceptores polimodales, sensibles a las sustancias irritantes, alertan al organismo de estímulos químicos nocivos que se ingieren, respiran o que entran en contacto con el rostro.

Muchos compuestos clasificados como sustancias irritantes también pueden reconocerse como olores o gustos. Sin embargo, las concentraciones umbral para la quimiorrecepción trigeminal son mucho mayores que las correspondientes al olfato o el gusto.

La exposición a sustancias irritantes desencadena distintas respuestas fisiológicas: aumento de la salivación, vasodilatación, lagrimeo, secreción nasal, sudoración, disminución de la frecuencia respiratoria y broncoconstricción.

Estas reacciones son protectoras: diluyen el estímulo o impiden la inhalación o la ingestión de una cantidad mayor de la sustancia irritante (por ejemplo, reacción lacrimógena al cortar una cebolla).

CAPÍTULO 5

FISIOLOGÍA DEL SISTEMA SOMATOSENSORIAL

La sensibilidad somatovisceral se compone de:

- Sensibilidad somática.
    - Superficial: piel y pelos.
    - Profunda: músculo esquelético, tendones y articulaciones.
- Sensibilidad visceral: vísceras.

Modalidades sensoriales incluidas en el sistema somatosensorial:

1) Tacto.
2) Propiocepción.
3) Nocicepción.
4) Termocepción.

Cada una de ellas tiene submodalidades. Los estímulos modifican las terminaciones nerviosas, lo que afecta a la permeabilidad iónica de la membrana de la célula receptora y genera una corriente despolarizante en la terminación nerviosa. Este potencial de receptor puede dar lugar a potenciales de acción.

RECEPTORES DE PIEL Y PELOS

Tanto en la dermis como alrededor de folículos pilosos hay mecanoceptores especializados en distintas propiedades de las sensaciones cutáneas (Figs. 5-1 y 5-2). Además, en dermis y epidermis hay terminaciones nerviosas libres de receptores de modalidades no mecánicas.

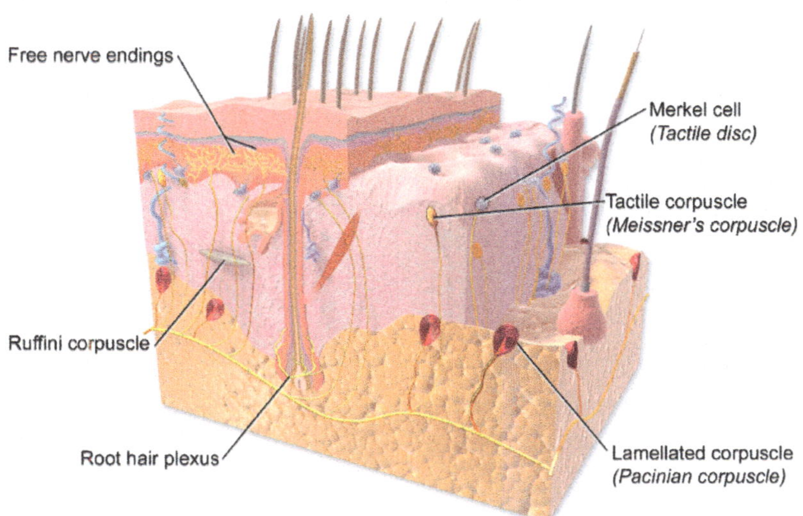

Fig. 5-1. Tomada de Blausen Medical Communications.

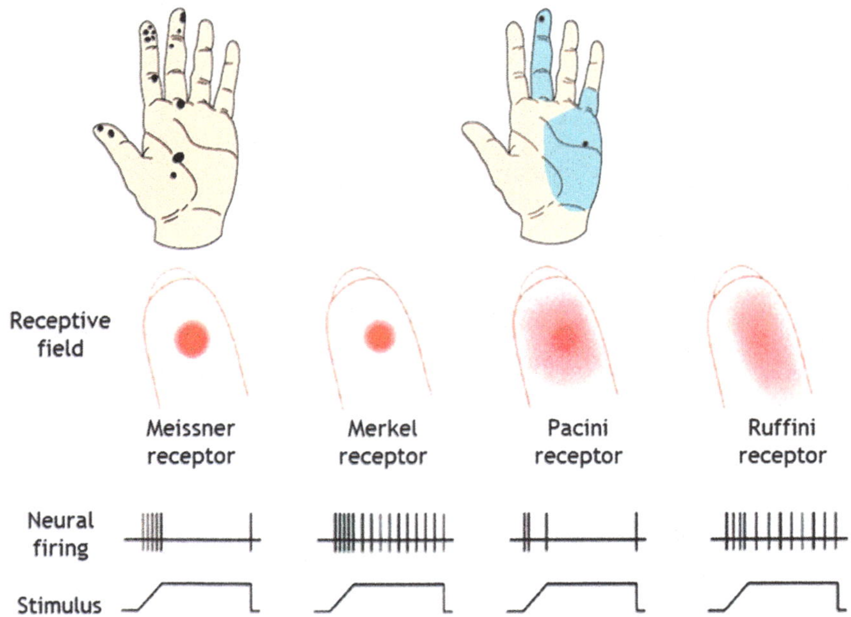

Fig. 5-2. Modificada de [1 y 4].

Mecanoceptores de piel glabra			
	Corpúsculo de Meissner	**Disco de Merkel**	**Corpúsculo de Pacini**	**Corpúsculo de Ruffini**
Localización	Epidermis	Epidermis	Dermis y tejido subcutáneo	Dermis
Adaptación	Rápida	Lenta	Rápida	Lenta
Área de campo receptor	22 mm^2	9 mm^2	Gran superficie	60 mm^2
Densidad (punta de dedos)	100/cm^2	150/cm^2	20/cm^2	10/cm^2
Representación (manos)	40%	25%	10-15%	20%
Estímulo adecuado	Cambios dinámicos de presión. Vibración (baja frecuencia).	Presión mantenida. Picos, bordes y curvas en objetos.	Vibración (alta frecuencia)	Presión mantenida. Estiramiento de la piel.
Función (relación con manipulación)	Control del agarre de objetos	Detección de formas y texturas.	Manejo de herramientas.	Posición de dedos y manos.

<u>*Conceptos para reflexión*</u>:

- ¿Qué función tienen los mecanoceptores de los folículos pilosos? ¿Cuál es su estímulo adecuado?
- Deduce a qué receptor corresponde cada una de estas medidas de discriminación espacial (en la mano): >12 mm; >8 mm; 5 mm; 1,5 mm.

PROPIOCEPTORES

Permiten conocer la posición de nuestro cuerpo en el espacio.

Huso neuromuscular y órgano tendinoso de Golgi. Se encuentran entre las fibras de los músculos estriados y en los tendones, respectivamente. Se tratarán en detalle en el capítulo de control motor.

Receptores de articulaciones. Hay corpúsculos de Paccini y Ruffini que informan sobre posiciones extremas de las articulaciones.

TERMOCEPTORES

Los termoceptores cutáneos son receptores con terminaciones nerviosas libres que detectan cambios de temperatura en el rango cercano a la temperatura de la piel (~34°C). Se adaptan ante temperaturas mantenidas. Sus axones pueden ser amielínicos o mielínicos.

Tipos (Fig. 5-3):

1) Receptores de frío, que suben su frecuencia de disparo cuando baja la temperatura.
2) Receptores de calor, que suben su frecuencia de disparo cuando sube la temperatura.

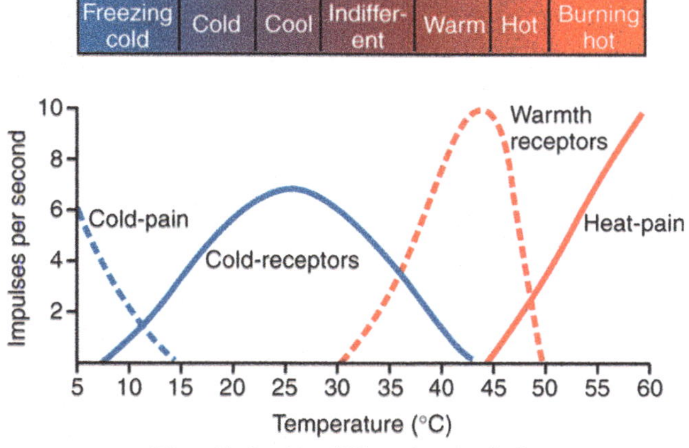

Fig. 5-3. Modificada de [1].

A una determinada temperatura ambos tipos de receptores disparan potenciales de acción con una frecuencia determinada (respuesta estática). Sin embargo, un cambio de temperatura genera también un cambio transitorio de frecuencia de disparo (respuesta dinámica). Toda esta información llega en paralelo a la corteza somatosensorial y al hipotálamo.

A partir de 45°C o por debajo de 15°C se activan otros receptores especializados en temperaturas extremas: los Termonociceptores.

REGULACIÓN DE LA TEMPERATURA CORPORAL

Los humanos somos homeotermos. Mantenemos estable nuestra temperatura interna, aunque esta cambia según:

- *Momento del día*: Sigue un ciclo circadiano que se sincroniza con la luz (temperatura mínima a las 3-6 de la mañana).
- *Actividad física*: El ejercicio físico aumenta la producción de calor (hasta 7,5 veces).
- *Día del ciclo menstrual*: Puede aumentar unos 0,5°C durante la fase postovulatoria.
- *Edad*: Los niños y ancianos mantienen peor su temperatura corporal.

Sistema de control de la temperatura corporal (Fig. 5-4)

Consta de termorreceptores, vías aferentes, centros de control de información en SNC (hipotálamo), vías eferentes y órganos diana (músculos, circulación cutánea y glándulas sudoríparas) que controlan la producción de calor y su transferencia.

Existen termorreceptores en la piel y en el interior del cuerpo (abundantes en hipotálamo), que informan de cambios en la temperatura ambiente y en la interna, respectivamente.

Ante un cambio en la temperatura el sistema nervioso autónomo organiza una vasodilatación (perder calor) o vasoconstricción (ahorrar calor), sudoración (perder calor), o tiritar (ganar calor por actividad muscular).

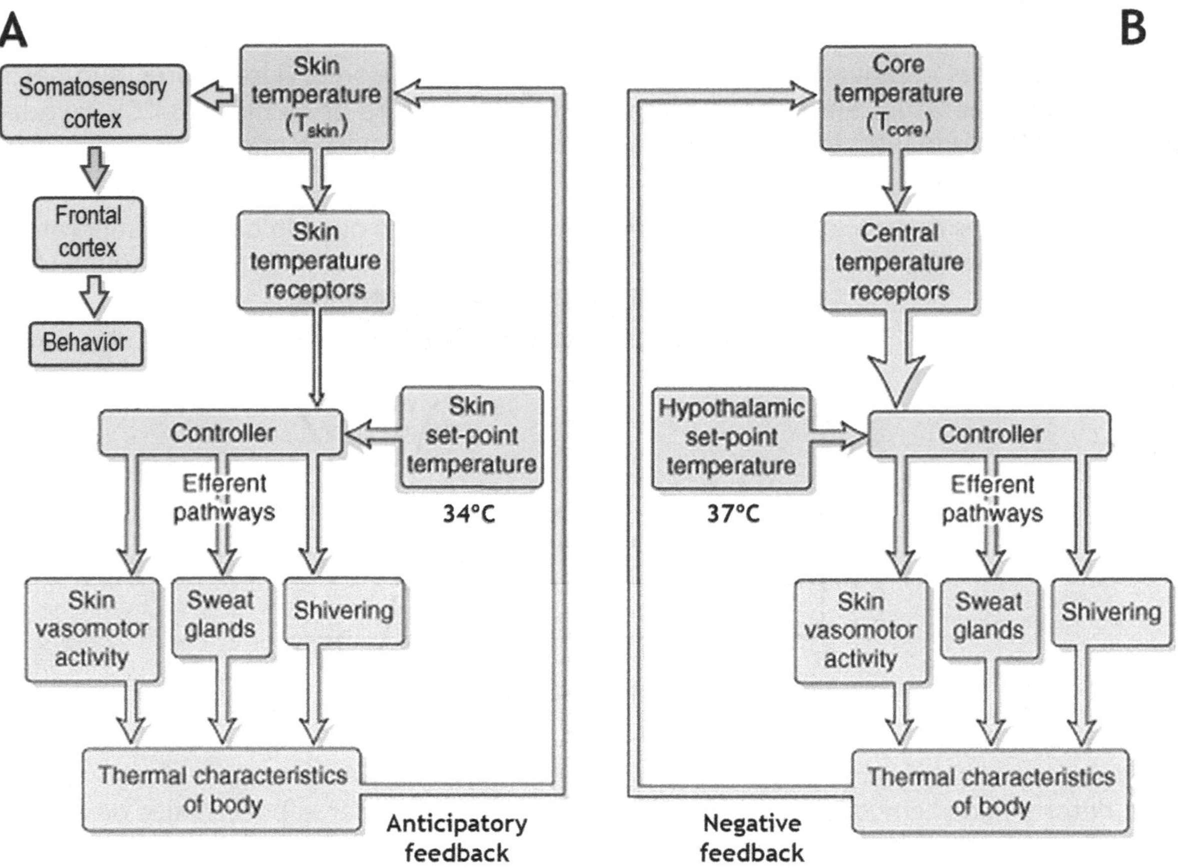

Fig. 5-4. Modificada de [1].

Un cambio en la temperatura de la piel provoca respuestas reflejas anticipatorias, que ponen en marcha procesos para prevenir cambios de la temperatura interna (Fig. 5-4A).

Las respuestas organizadas por termorreceptores centrales (Fig. 5-4B) representan una retro-alimentación negativa (la temperatura interna se ha desviado del valor deseado y hay que ge-nerar un cambio en dirección opuesta).

El hipotálamo opera con una temperatura de referencia que mantiene la temperatura interna media en ~37°C y una temperatura de la piel de ~34°C.

Datos de interés sobre el sistema de control de temperatura:
1. Hay más termorreceptores centrales de calor que de frío.
2. El rango dinámico de la vasodilatación es mayor que el de la vasoconstricción.
3. La respuesta termoefectora iniciada por los termorreceptores centrales es mayor que la respuesta iniciada por los termorreceptores de la piel.

Variaciones relevantes en la temperatura corporal

Hipertermia. La causa puede ser externa (alta temperatura ambiente) o interna (calor gene-rado por el ejercicio). La respuesta organizada es la vasodilatación y la sudoración.

Hipotermia. La causa más común es la inmersión prolongada en agua fría. La respuesta fisioló-gica organizada es la vasoconstricción periférica y el tiriteo.

Fiebre. Subida de temperatura interna provocada de forma controlada por el hipotálamo.

Diferencias entre la hipertermia por el ejercicio y la fiebre:

1. La fiebre está causada por pirógenos endógenos (citocinas).

    La hipertermia se debe al exceso transitorio de producción de calor que no se puede disipar.

2. En la fiebre se cambia la temperatura de referencia (*set point*): Es el hipotálamo quien pone en marcha la subida de temperatura para corregir el error entre el *set point* y la temperatura corporal (inicialmente menor que el *set point*) (Fig. 5-5).

    En el ejercicio no cambia el *set point*. El hipotálamo pone en marcha una respuesta para compensar la diferencia entre el *set point* y la temperatura corporal (que es mayor que el *set point*) (Fig. 5-5).

3. Cuando se está instaurando la fiebre, el individuo siente frío. Durante el ejercicio, el individuo siente calor.

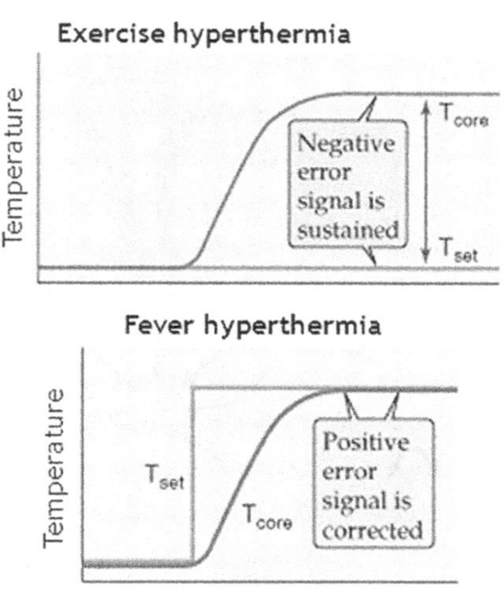

Fig. 5-5. Tomada de [1].

<u>*Concepto para reflexión*</u>:

*   ¿Cómo afectan los antipiréticos a los sistemas de control de la temperatura?

NOCICEPTORES

Receptores sensoriales con terminaciones nerviosas libres.

Tipos:

1) Mecánicos: sus axones son mielínicos.
2) Térmicos: sus axones son mielínicos.
3) Polimodales: sus axones son amielínicos. Responden a diversos tipos de estímulos (mecánicos, térmicos, químicos).

Se han descrito dos categorías de sensaciones dolorosas: un primer dolor agudo, y una sensación más tardía y duradera que suele llamarse segundo dolor. Las fibras mielínicas son las responsables del primer dolor, mientras que las amielínicas son del dolor lento y duradero.

Sensibilización de los circuitos nociceptores

Después de un estímulo doloroso asociado con daño tisular los estímulos en el área de la lesión y en la región circundante se perciben como más dolorosos. Este fenómeno se denomina hiperalgesia y se debe a cambios en la sensibilidad neuronal a nivel de los receptores periféricos y sus dianas centrales.

Sensibilización periférica

Cuando hay rotura de tejidos se organiza una respuesta inmunitaria donde se libera ATP, H^+, histamina, bradiquinina, prostaglandinas, etc. También aumenta el potasio extracelular por rotura de células.

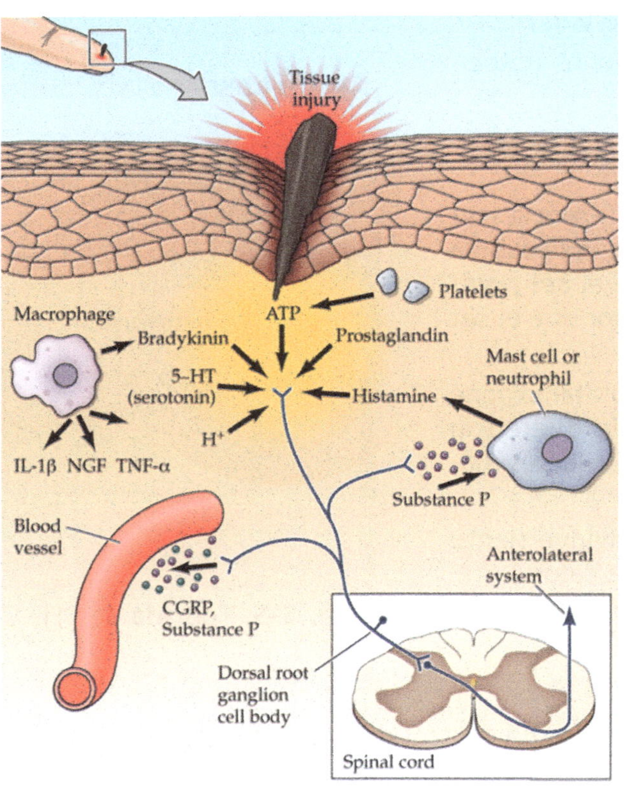

Fig. 5-6. Tomada de [7].

Además, los nociceptores liberan sustancia P que vasodilata y atrae a células inmunitarias al foco de la lesión, aumentando la respuesta inflamatoria (Fig. 5-6).

Todos estos procesos producen la tumefacción (hinchazón) típica de una herida y aumentan la sensibilidad de los nociceptores. Este fenómeno suele desaparecer cuando se cura la lesión causante del estímulo inicial.

Sensibilización central

Amplificación del dolor provocada por aumento de excitabilidad de neuronas nociceptivas del sistema nervioso central. Estímulos nociceptivos subumbrales (hiperalgesia), o también estímulos no nociceptivos (alodinia) generan sensaciones dolorosas sin mediar daño o inflamación tisular.

La sensibilización (periférica o central) suele desaparecer, pero puede prolongarse y generar dolor neuropático crónico.

Dolor visceral

El sistema somatosensorial visceral está compuesto principalmente por nociceptores, pero también tiene mecanoceptores (percepción de estiramiento), quimiorreceptores (PCO_2, PO_2, pH, glucemia) y termoceptores.

La mayoría de los receptores sensoriales viscerales son amielínicos y tienen campos receptores grandes.

Dolor referido visceral.

Las fibras aferentes nociceptivas provenientes de las vísceras presentan una disposición viscerotópica en la médula espinal y troncoencéfalo, pero no en la corteza cerebral. De ahí que la localización de un dolor visceral no sea precisa y no se detecta bien el órgano dañado. Debido a una posible convergencia de vías sensoriales de piel y vísceras (Fig. 5-7A), el sistema nervioso consigue informar del dermatoma en que está localizado. Así, el daño en un órgano interno (ej.: infarto de miocardio) a veces se percibe como dolor cutáneo (Fig. 5-7B; los tonos de azul representan frecuencia de presentación en hombres y mujeres).

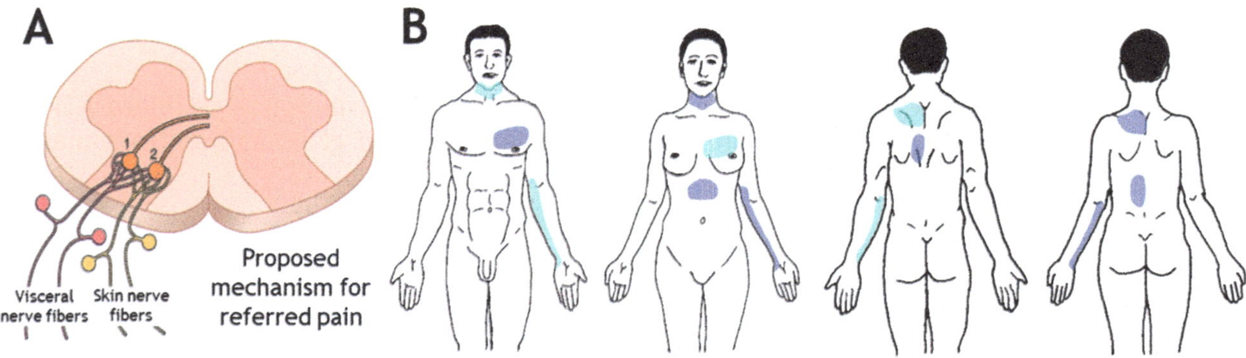

Fig. 5-7. A: Modificada de [3].

Mecanismos de modulación del dolor (Analgesia Endógena)

La teoría de la compuerta del dolor

A nivel local una forma de control endógeno del dolor se pone en marcha cuando se combinan un estímulo doloroso y otro táctil. Es un ejemplo de inhibición lateral entre modalidades. Esta teoría propone que la activación a nivel de la médula espinal de fibras mecanoceptoras activa a interneuronas que inhibirían localmente a neuronas nociceptivas, modulándose así la sensación dolorosa. Este mecanismo podría funcionar de forma rápida, transitoria y ante un dolor de baja intensidad (Fig. 5-8).

Control del dolor por vías descendentes

Existen vías descendentes moduladoras del dolor que se proyectan desde centros superiores (corteza, amígdala, hipotálamo, troncoencéfalo) hacia la médula espinal y regulan la transmisión dolorosa (Fig. 5-8). Este es un ejemplo de inhibición distal.

Las vías descendentes sinaptan directamente con la neurona de segundo orden de las astas posteriores de la médula, e indirectamente sobre interneuronas inhibitorias que contactan con la terminal aferente. Estas interneuronas realizan su función mediante la liberación de neurotransmisores opiáceos (inhibición presináptica). También intervienen endocannabinoides en el control del dolor.

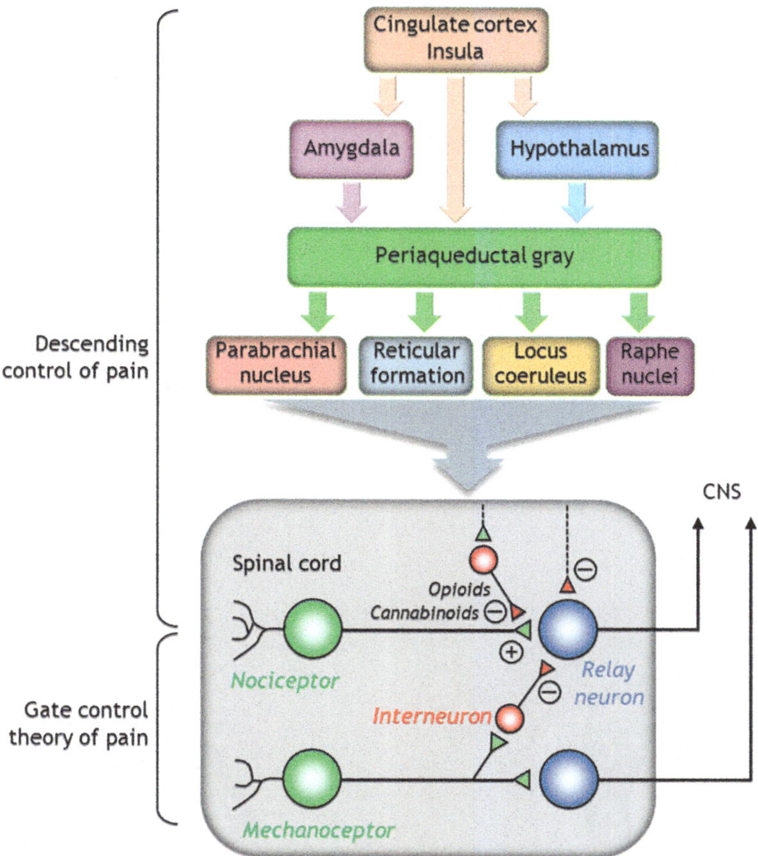

Fig. 5-8.

Procesamiento Central de Estímulos Somatosensoriales

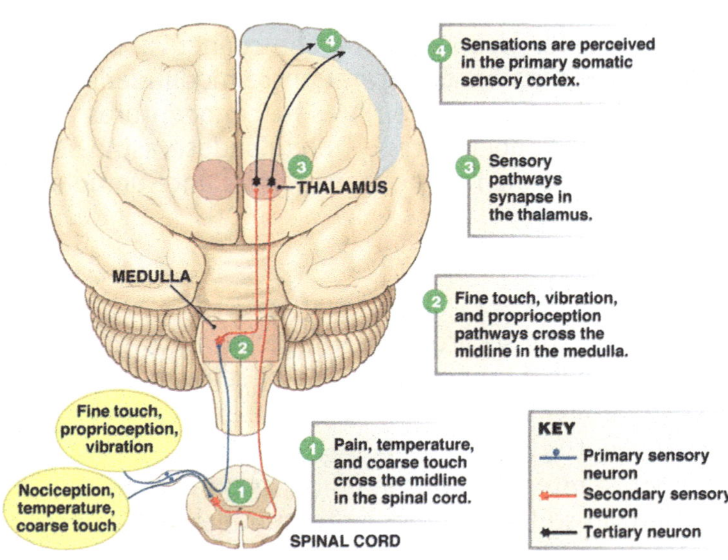

Fig. 5-9. Tomada de [9].

Todos los receptores somatosensoriales envían información al SNC en serie y en paralelo (Fig. 5-9). Los potenciales de acción son transmitidos a la médula espinal por axones sensoriales de los nervios periféricos. El cuerpo celular de la primera neurona sensorial se localiza en los ganglios de las raíces dorsales.

El territorio inervado por cada nervio espinal se denomina dermatoma (Fig. 5-10). Un dermatoma es el campo receptor de un nervio espinal.

Concepto para reflexión:

- ¿Cómo se descubrieron los dermatomas? Los dermatomas se solapan parcialmente en la modalidad de tacto, pero no en dolor/temperatura. ¿Qué consecuencias funcionales tiene esto?

El córtex somatosensorial se encuentra en la circunvolución postcentral. Presenta una organización somatotópica (Fig. 5-11) que comienza en la primera sinapsis de la vía y se mantiene hasta la corteza, donde se distribuye en áreas corticales (1, 2, 3a y 3b) cuyas neuronas presentan diferentes propiedades funcionales. Los mapas topográficos son plásticos y pueden cambiar a lo largo del tiempo o tras una lesión.

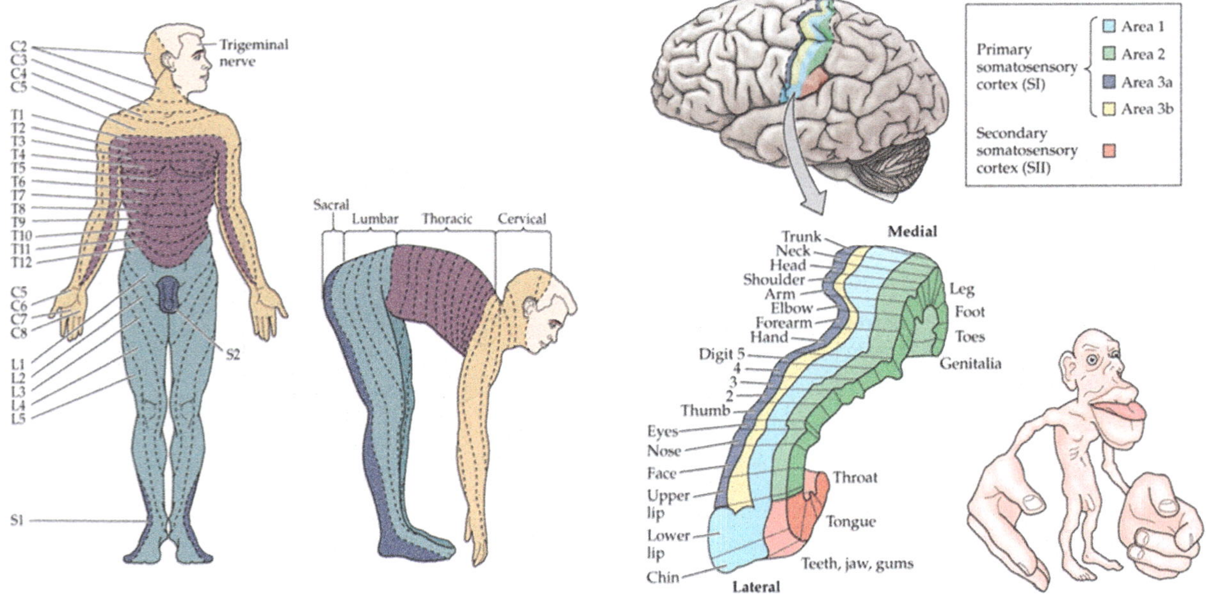

Fig. 5-10. Tomada de [7].   **Fig. 5-11.** Tomada de [7].

Organización funcional del córtex somatosensorial en columnas

La información de localización y submodalidad de un estímulo somatosensorial se organiza en columnas de 300-500 μm de ancho que abarcan las seis capas corticales (Fig. 5-12). Las neuronas de una columna están conectadas entre sí para procesar estímulos funcionalmente relacionados, que provienen de diferentes receptores periféricos que hacen relevo en el tálamo.

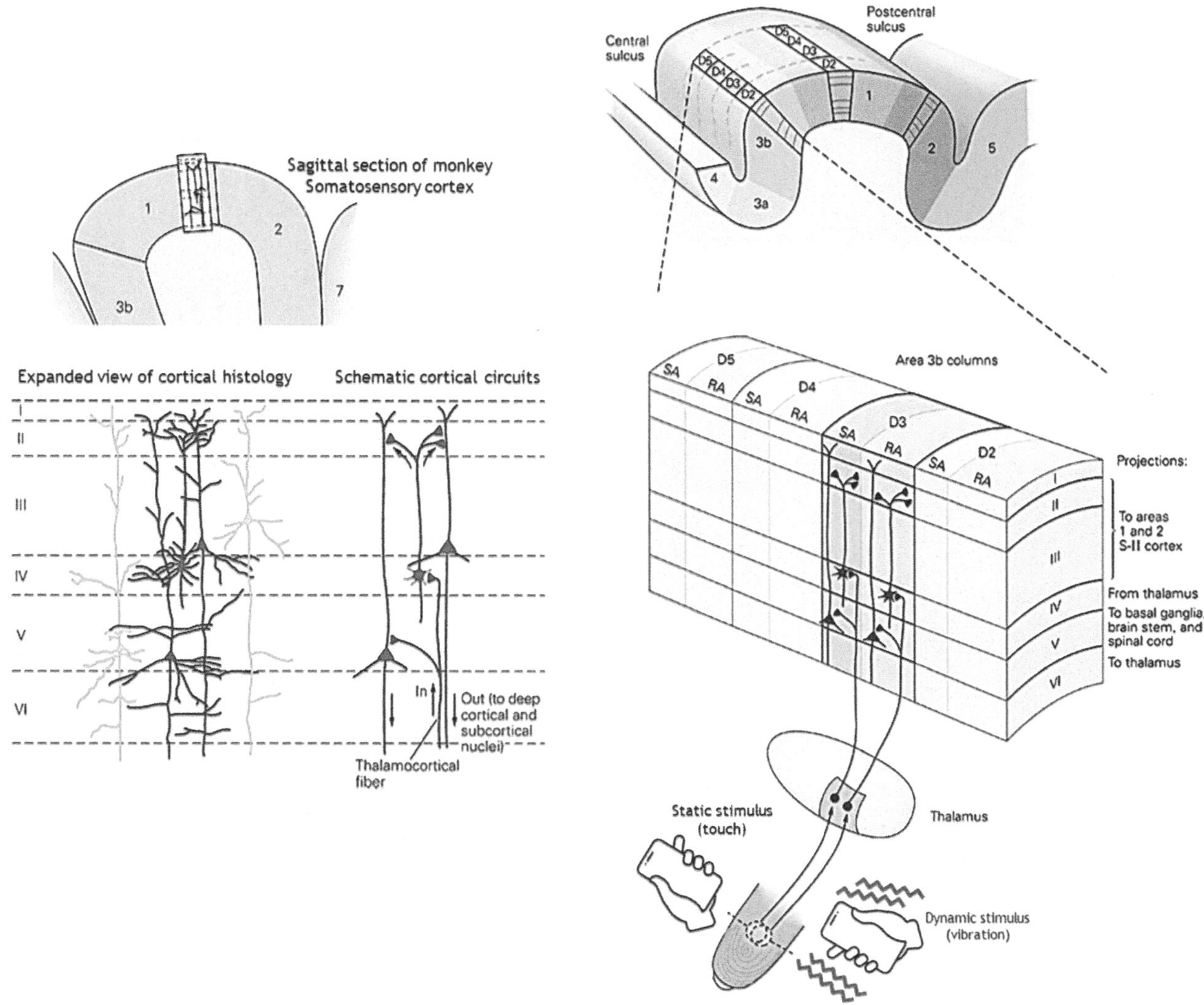

Fig. 5-12. Modificada de [5]

Capítulo 6

Fisiología del Sistema Visual

El estímulo adecuado del sistema visual son los fotones del espectro electromagnético visible (380-750 nm) (Fig. 6-1).

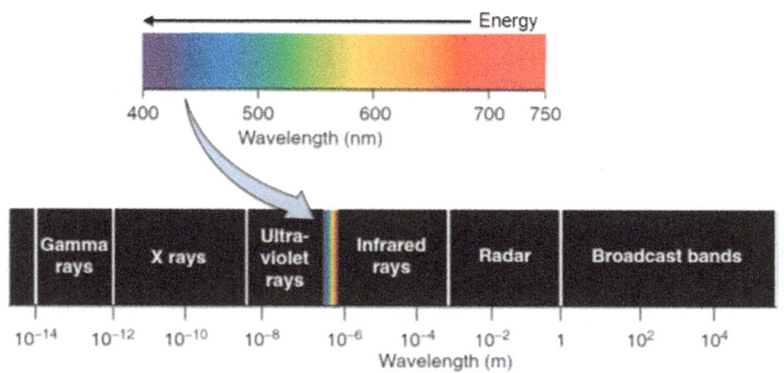

Fig. 6-1. Tomada de [1].

Morfología Funcional

Córnea y cristalino

Además de los humores (acuoso y vítreo), la córnea y el cristalino son estructuras transparentes cuya función es enfocar una imagen en la superficie de la retina (Fig. 6-2A). Estas estructuras poseen distinto índice de refracción (cociente de la velocidad de la luz en el vacío y la velocidad de la luz en el medio) (Fig. 6-2B).

En el cristalino este poder de refracción es ajustable porque puede cambiar de forma gracias a los músculos ciliares, y esto permite enfocar en la retina la imagen de objetos ubicados a diferentes distancias del observador (Fig. 6-2D).

El campo receptor de la retina completa es el campo visual de ese ojo.

El espacio mínimo necesario para que dos puntos sean percibidos como diferentes es lo que define la agudeza visual (capacidad de discriminación espacial).

La imagen que se forma en la retina es invertida a la real (Fig. 6-2C). El procesamiento en la corteza visual "corrige" este fenómeno.

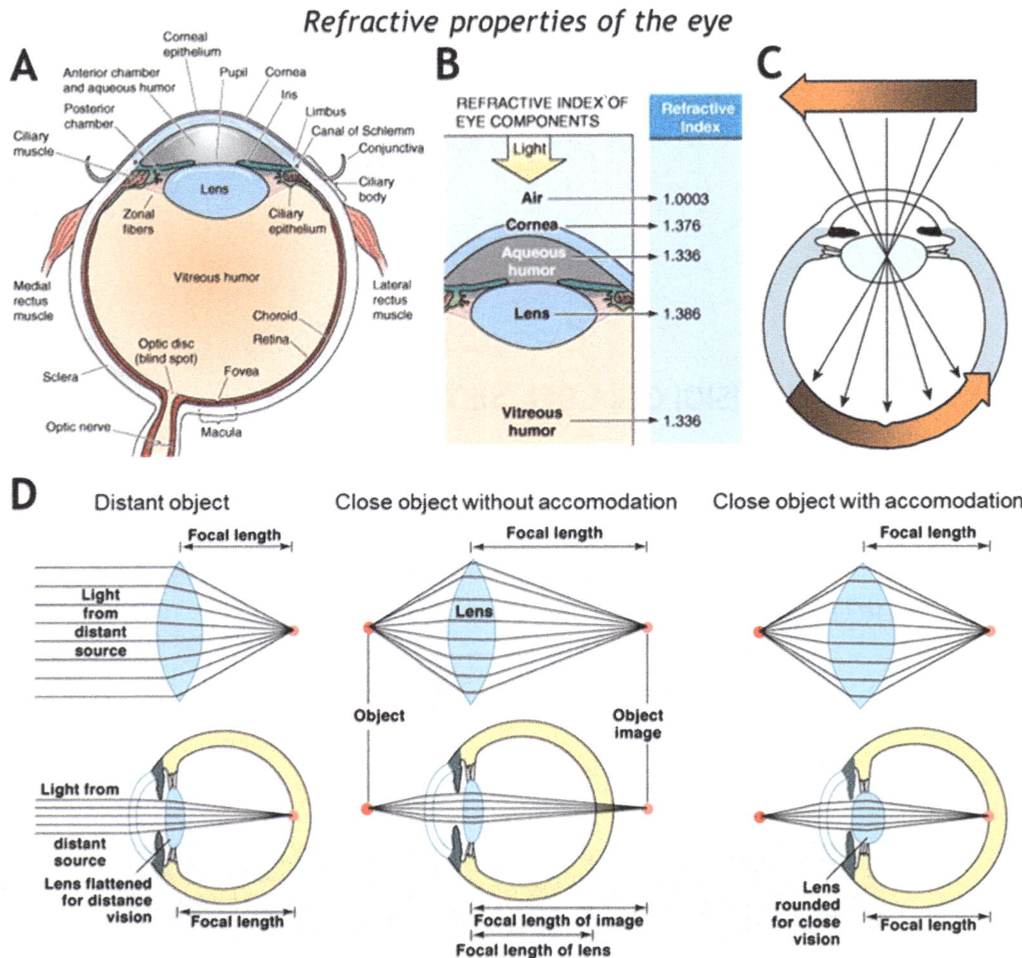

Fig. 6-2. Modificada de [1].

Retina

Formada por 5 tipos de neuronas (Fotorreceptores, Horizontales, Bipolares, Amacrinas y Ganglionares), constituye un circuito neural complejo que convierte el estímulo recogido por los fotorreceptores en potenciales de acción. Todas estas células son neuronas, pero solo las ganglionares generan potenciales de acción. La conexión entre los fotorreceptores, las células bipolares y las células ganglionares es la vía más directa para el flujo de información desde los fotorreceptores hasta el nervio óptico.

En la zona profunda de la retina se encuentra el epitelio pigmentario con células que contienen melanina. A modo de cámara oscura, reducen las reflexiones de la luz en el interior del ojo. También se encargan de fagocitar las membranas dañadas de los fotorreceptores con los que están en contacto, y de reciclar el retinal (Fig. 6-3).

Al llegar a la retina, la luz atraviesa vasos sanguíneos, axones y células, con lo que se produce mucha refracción. Solo al final se encontrará al fotorreceptor (receptor sensorial a nivel celular).

En el centro de la retina se encuentra una región denominada mácula, que contiene la fóvea (Fig. 6-4). La zona central de la fóvea (foveola) es la de máxima agudeza visual porque:

1. Solo hay conos.
2. No hay vasos.
3. No hay axones de células ganglionares.

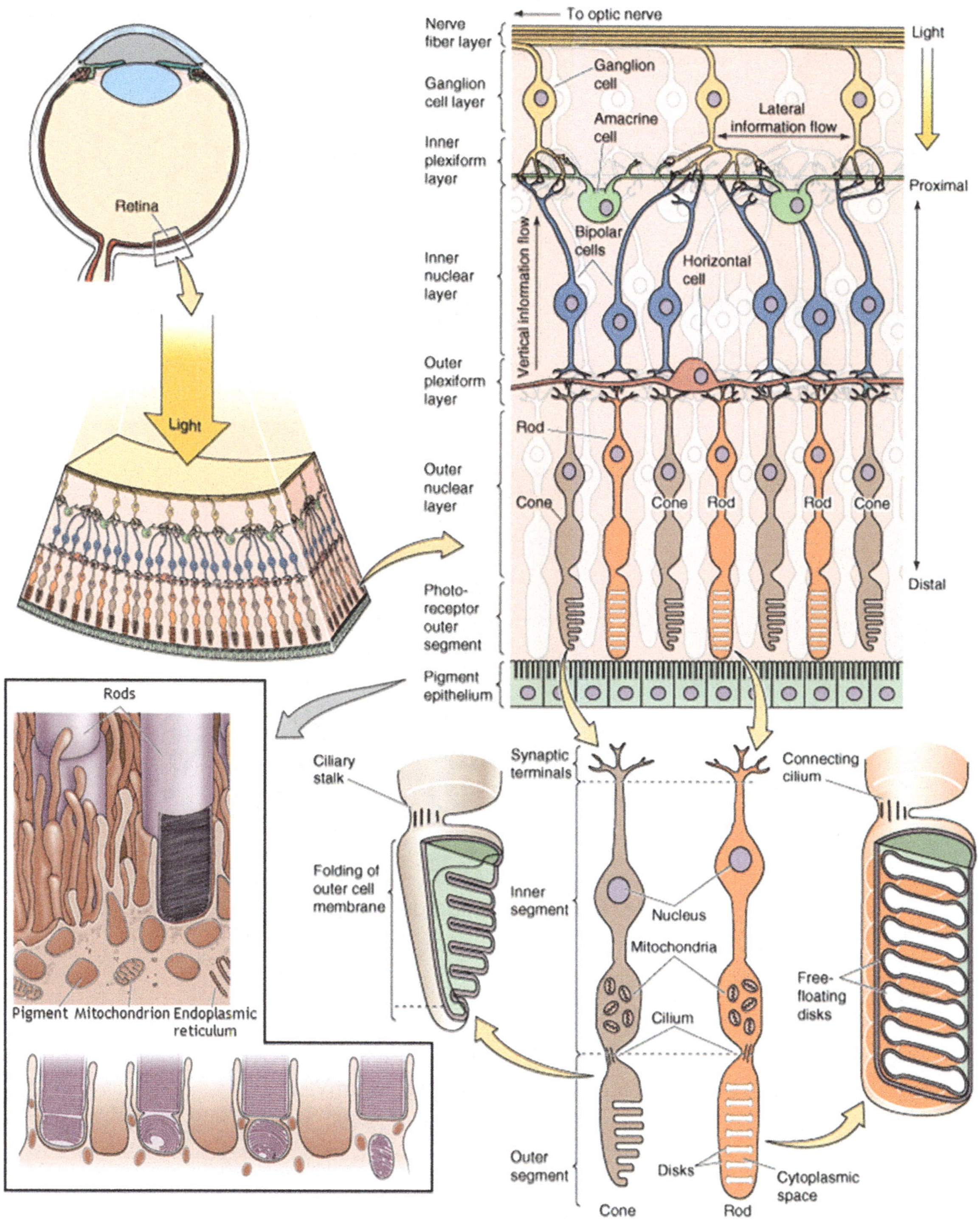

Fig. 6-3. Modificada de [1 y 7].

Transducción

El receptor sensorial molecular está compuesto por la opsina (una proteína) y una molécula de retinal alojada en su interior que, en la oscuridad, se encuentra en forma de 11-cis-retinal (Fig. 6-5).

Cuando un fotón incide sobre el 11-cis-retinal, este cambia de conformación y se transforma en trans-retinal (*all-trans-retinal*), que es más rígido y sale del bolsillo de la opsina. Cuando sale el retinal, la proteína cambia de conformación y comienza la transducción (Fig. 6-6).

El epitelio pigmentario es el encargado de recuperar el retinal en su forma 11-cis.

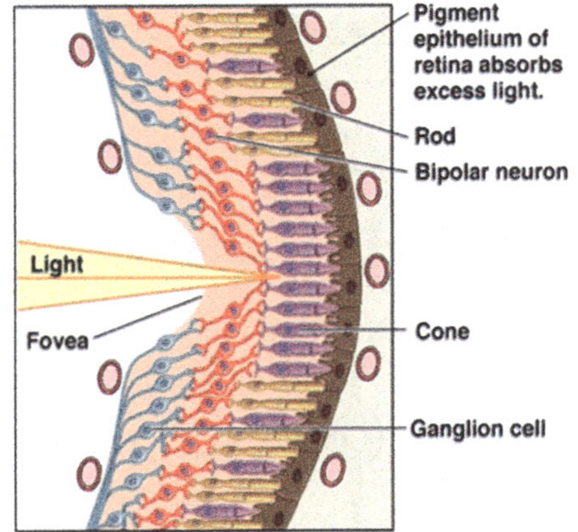

Fig. 6-4. Modificada de [9]

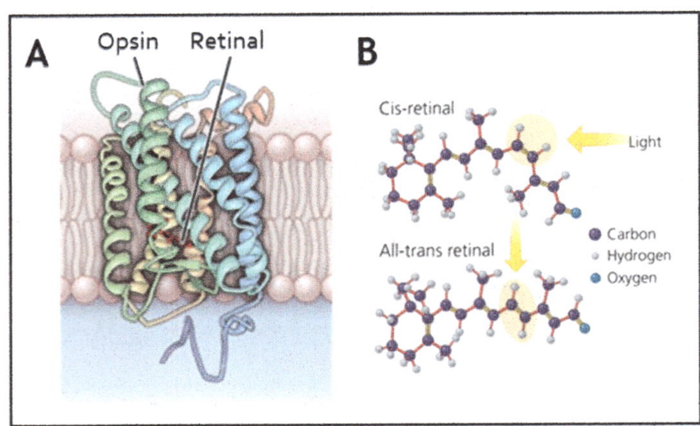

Fig. 6-5. Modificada de [10].

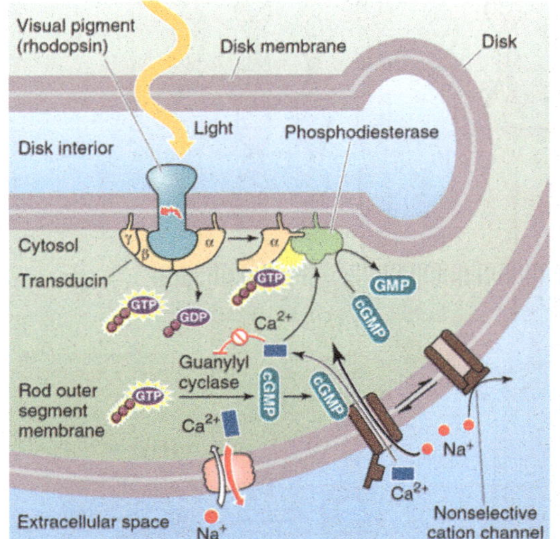

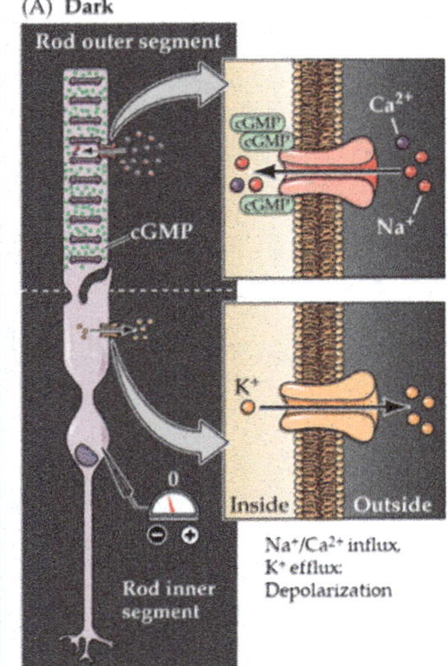

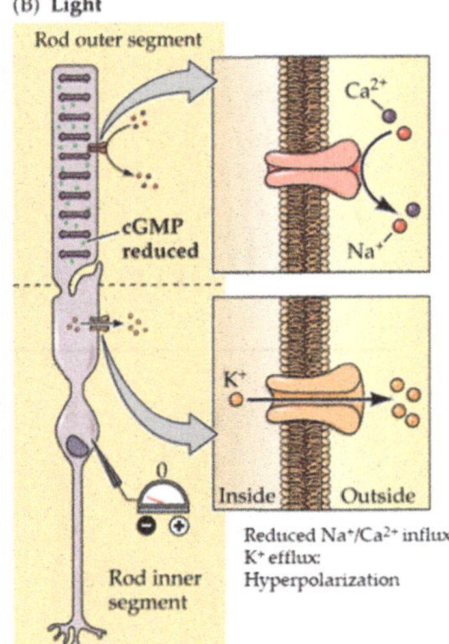

Fig. 6-6. Modificada de [1 y 7].

Enlaces para visitar en Campus Virtual UVa:

- Animación fototransducción.

El potencial de membrana de los fotorreceptores es de -40 mV.

En condiciones de oscuridad están entrando Na^+ y Ca^{2+} y la célula está despolarizada. En condiciones de luz la célula se hiperpolariza.

Propiedades de la fototransducción

Amplificación

Una molécula de opsina activada por un fotón puede activar 800 moléculas de transducina, y cada una de éstas inicia la degradación de seis moléculas de cGMP por la fosfodiesterasa. Esto produce el cierre de 200 canales y disminuye 1 mV el Vm del fotorreceptor.

Adaptación a los niveles de iluminación

Con bajos niveles de iluminación, los fotorreceptores son muy sensibles a la luz. Al incrementar la iluminación, el proceso de adaptación impide que los receptores se saturen. Esto hace que aumente el rango de intensidades de luz funcionalmente relevantes.

En el proceso de adaptación a la luz participan:

- El control del diámetro pupilar.
- El reciclado de trans-retinal a 11-cis-retinal en el epitelio pigmentario.
- El control de la población de canales abiertos, gracias a la dependencia de Ca^{2+} de la síntesis de cGMP (Fig. 6-7).

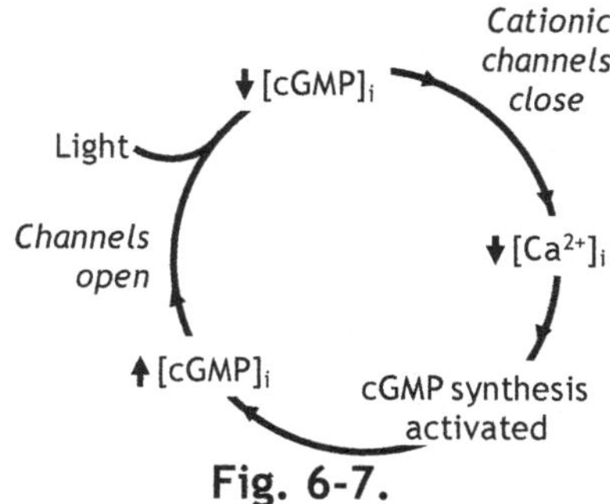

Fig. 6-7.

ESPECIALIZACIÓN FUNCIONAL DE LOS SISTEMAS DE FOTORRECEPCIÓN

Los dos tipos de fotorreceptores (bastones y conos) se distinguen por su forma, el fotopigmento que contienen, su distribución en la retina y sus conexiones sinápticas. Estas diferencias dan lugar a dos sistemas funcionales (el sistema de conos y el sistema de bastones) con varias especializaciones.

Diferencias en la sensibilidad a la luminancia (Fig. 6-8)

Umbral absoluto: luminancia a la que un fotorreceptor se activa. Los bastones tienen menor umbral, pero se saturan antes. Estas diferencias entre el sistema de conos y el de bastones hacen que, en función de la luz ambiente, distingamos la visión:

- Escotópica: No se ve color y hay poca agudeza visual.
- Mesópica: Tanto los conos como los bastones están activos.
- Fotópica: Se empiezan a saturar los bastones, pero los conos están activos. Hay buena agudeza visual y visión del color.

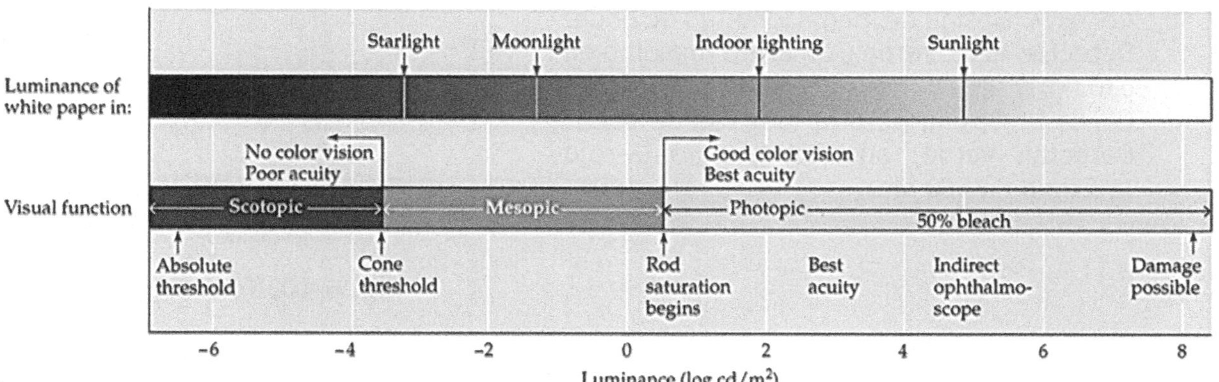

Fig. 6-8. Tomada de [6].

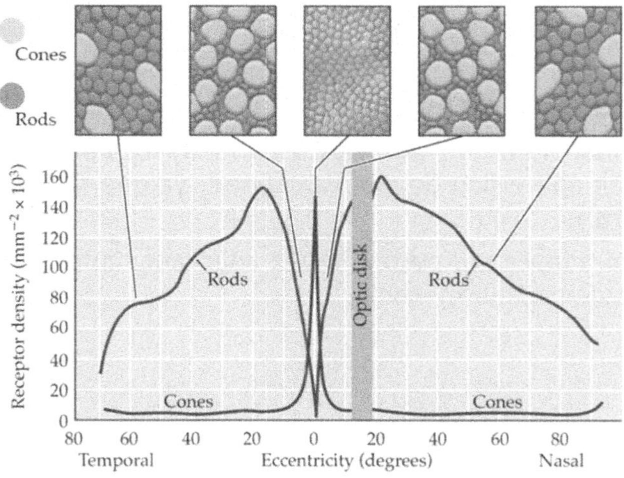

Fig. 6-9. Modificada de [7].

Diferencias en densidad y morfología

El número de bastones es mayor que el de conos. En la mayor parte de la retina hay una mayor densidad de bastones. En la fóvea la densidad de conos aumenta (máximo empaquetamiento en foveola). La morfología celular tampoco es homogénea: en la periferia los conos son más grandes que en el centro (Fig. 6-9). Como resultado, el sistema de conos tiene mayor capacidad de discriminación espacial que el de los bastones.

Diferencias en conectividad

El sistema de los bastones es más convergente (muchos bastones conectan con una misma célula ganglionar, a través de las bipolares) (Fig. 6-10). El campo receptor de un fotorreceptor es la parcela del campo visual de la que puede recoger fotones. El campo receptor de la célula ganglionar es la suma de los campos de los receptores que convergen en ella. En la retina periférica los campos receptores de las células ganglionares son mayores.

La convergencia contribuye a que el sistema de los bastones tenga mejor detección de luz, pero menor resolución espacial (agudeza visual).

Diferencias en la fototransducción

Una propiedad especial del sistema de los conos es la visión de los colores, relacionada con la capacidad de la opsina de absorber luz de una determinada longitud de onda (Fig. 6-11). Un cono solo expresa un tipo de opsina, pero hay tres tipos de conos en función de la opsina que producen:

- Conos S: Opsina de baja longitud de onda. Detectan el azul y el verde (máximo en 420 nm).
- Conos M: Opsina de media longitud de onda. Detectan azul, verde y amarillo (máximo en 530 nm).
- Conos L: Opsina de alta longitud de onda. Detectan verde, amarillo y naranja-rojo (máximo en 560 nm).

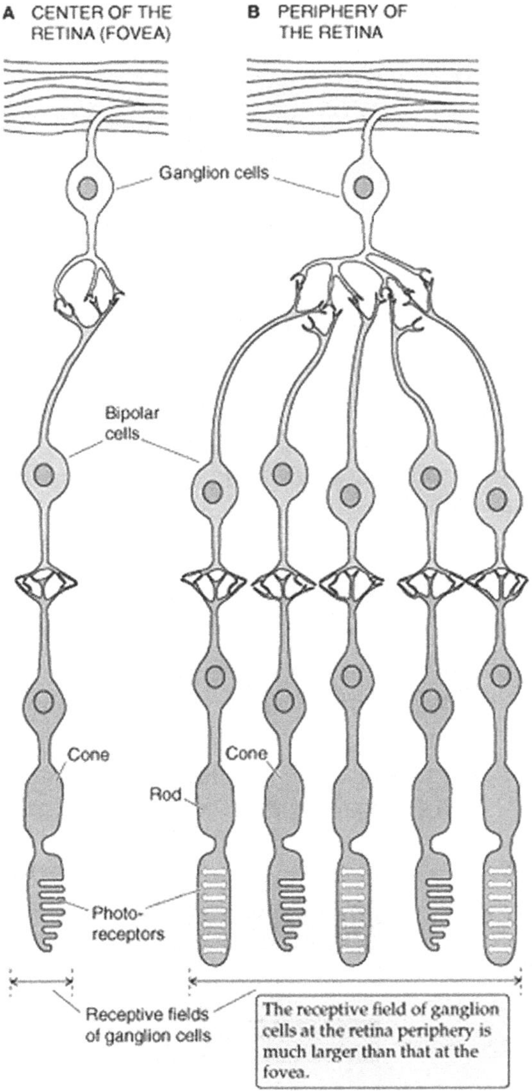

Fig. 6-10. Tomada de [1].

La opsina de los bastones (rodopsina) tiene su máximo en 500 nm (verde), pero el sistema de los bastones nos informa de la luminancia, no del color.

El hecho de que los espectros de absorción de las opsinas solapen, nos indica que la visión en color se basa en comparaciones entre las señales de todos los conos de la retina.

Diferencias en la adaptación a la cantidad de luz (Fig. 6-12)

Cuando pasamos de un ambiente con alta luminancia a uno con más oscuridad, los conos se adaptan muy rápidamente, pero no proporcionan una visión de mucha calidad, ya que su sensibilidad a la luminancia es muy baja (alto umbral).

Los bastones, en cambio, tardan más tiempo en adaptarse, pero una vez adaptados informan mejor de los patrones de fotones en situaciones de baja luminancia.

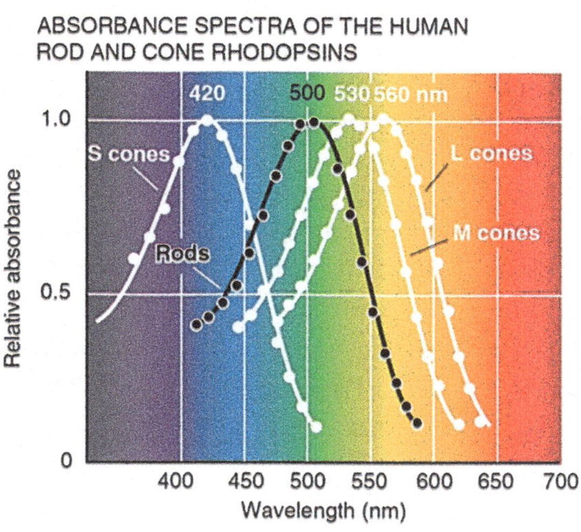

Fig. 6-11. Tomada de [1].

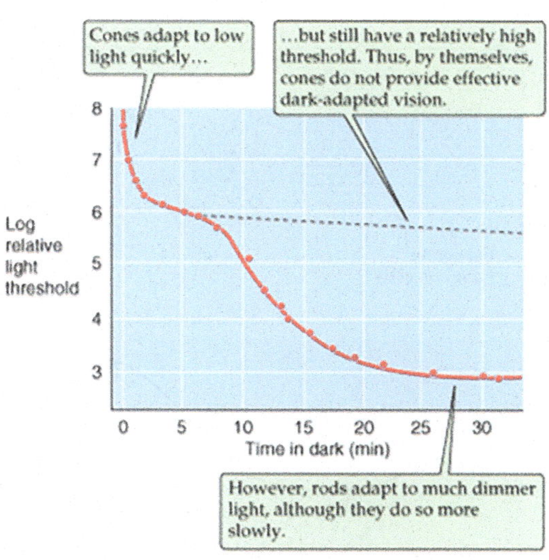

Fig. 6-12. Tomada de [1].

<u>*Conceptos para reflexión*</u>:

- ¿Por qué se adaptan más lentamente los bastones?

PROCESAMIENTO DEL ESTÍMULO VISUAL EN LA RETINA

Respuesta al estímulo visual de las células ganglionares

La frecuencia de potenciales de acción de algunas células ganglionares es máxima cuando hay luz en el centro y oscuridad en la periferia de su campo receptor. Son las células de *centro-on* (Fig. 6-13). Las células cuya frecuencia máxima de disparo se obtiene cuando hay oscuridad en el centro y luz en la periferia de su campo receptor son las células de *centro-off*.

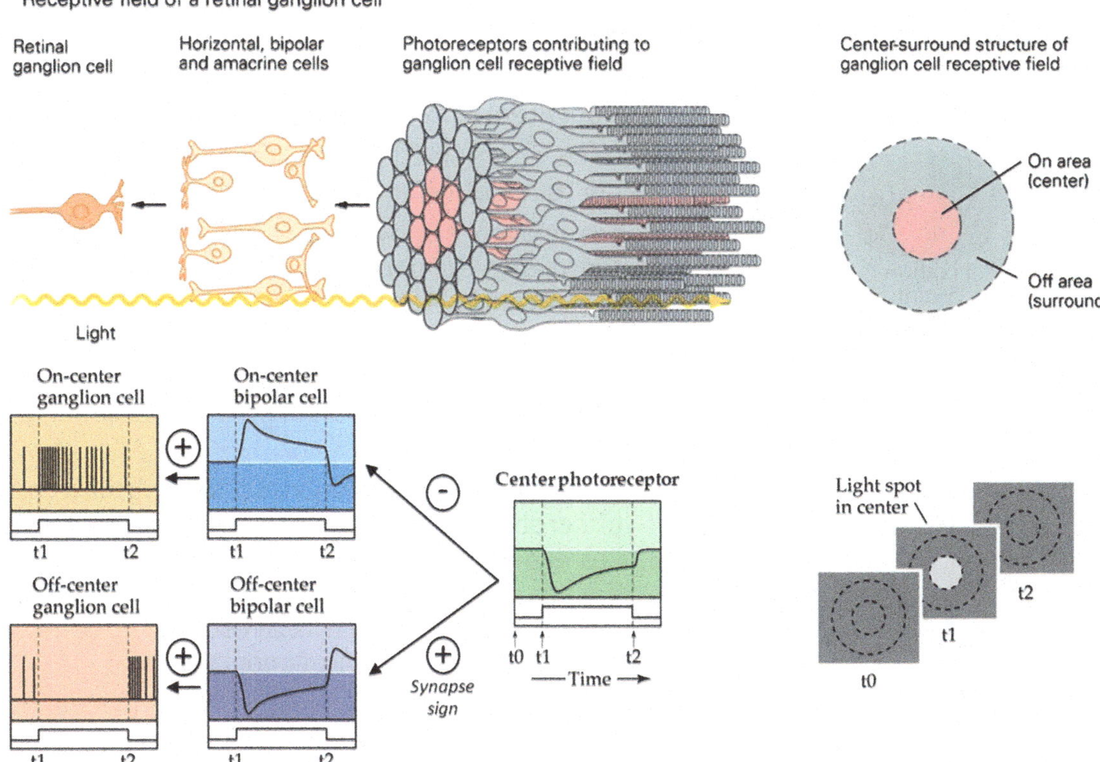

Fig. 6-13. Tomadas de [5 y 6].

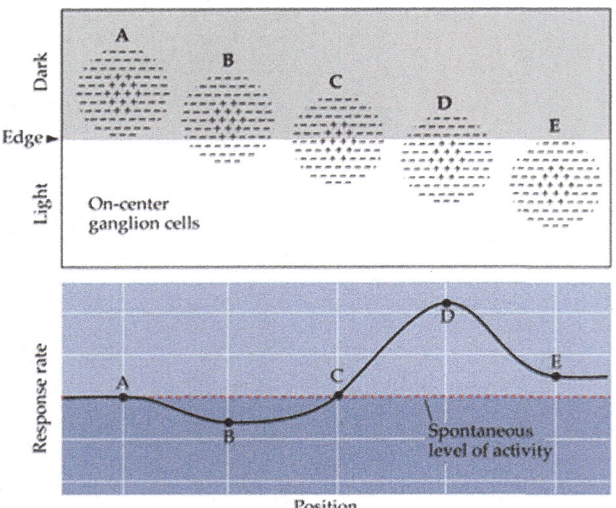

Fig. 6-14. Tomada de [6].

Las células ganglionares de *centro-on* y *centro-off* están repartidas homogéneamente en la retina y presentan solapamiento de campo receptor. Poseer estos dos "canales de luminancia" hace posible que los cambios en la intensidad de la luz (tanto incrementos como decrementos) sean transmitidos a la corteza estriada de forma doble, aumentando la fiabilidad del sistema.

Las células ganglionares están especializadas en la detección de contrastes (luz-oscuridad) y su función nos permite detectar "bordes" (Fig. 6-14).

Enlaces para visitar en Campus Virtual UVa:

- Animación procesamiento en retina.

Hay tres tipos de célula ganglionar, clasificadas según su tamaño y propiedades funcionales:

- Parvocelular (P): Pequeñas, con pequeño árbol dendrítico. Campo receptor pequeño. Adaptación lenta. Respuesta selectiva a longitudes de onda específicas.
- Magnocelular (M): Grandes, con un gran árbol dendrítico. Campo receptor grande. Adaptación rápida. Detectan movimiento.
- Koniocelular (K): Respuesta selectiva a longitudes de onda específicas.

Las propiedades funcionales y de conectividad de los diferentes tipos de células ganglionares dan lugar a un procesamiento ya bastante complejo. Cuando la señal visual sale de la retina se ha comenzado a procesar en paralelo la información sobre el color, la forma y el movimiento de los objetos en nuestro campo visual.

PROCESAMIENTO CENTRAL DE LA INFORMACIÓN VISUAL

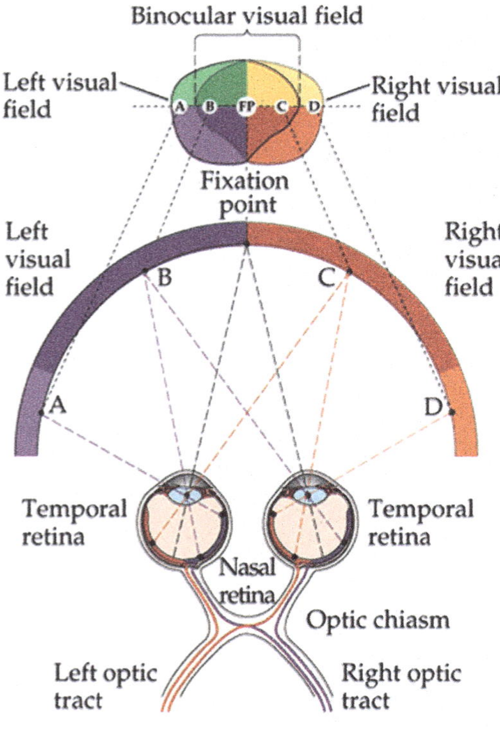

Fig. 6-15. Tomada de [7].

Representación retinotópica

Cada ojo recibe información de un sector del espacio, que define su campo visual (Fig. 6-15).

Las imágenes proyectadas en la retina se invierten tanto en el eje perpendicular (arriba-abajo) como en el horizontal (izquierda-derecha).

Al enfocar un punto del espacio los campos visuales de ambos ojos se superponen ampliamente. El campo binocular de visión presenta dos hemicampos simétricos.

Parte de la información visual llega ipsilateralmente al cerebro, pero otra parte se cruza en el quiasma. Los axones del tracto óptico terminan de forma ordenada en sus estructuras diana (núcleo geniculado lateral del tálamo y corteza estriada) y generan mapas del hemicampo visual contralateral.

En la corteza estriada (Fig. 6-16), la mácula está representada en la parte posterior mientras que las regiones periféricas de la retina lo están en partes más anteriores.

El campo visual superior está representado por debajo del surco calcarino, y el campo inferior por encima. La representación de la mácula es desproporcionada y ocupa la mayor parte del polo caudal del lóbulo occipital.

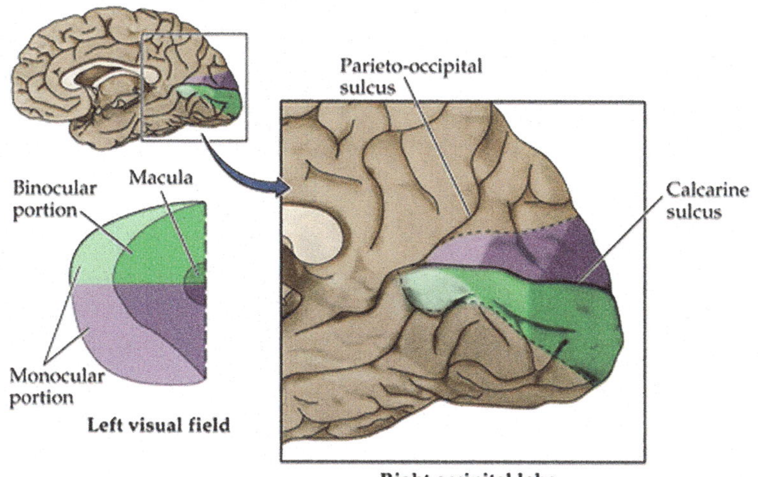

Fig. 6-16. Tomada de [7].

Proyecciones centrales. Núcleo geniculado lateral

La mayor parte de la información de la retina llega a los núcleos geniculados laterales (NGL) talámicos. Sin embargo, la retina también envía información a otras estructuras troncoencefálicas y diencefálicas donde se organizan los reflejos pupilares, la dirección de la mirada y la regulación del ritmo circadiano (Fig. 6-17).

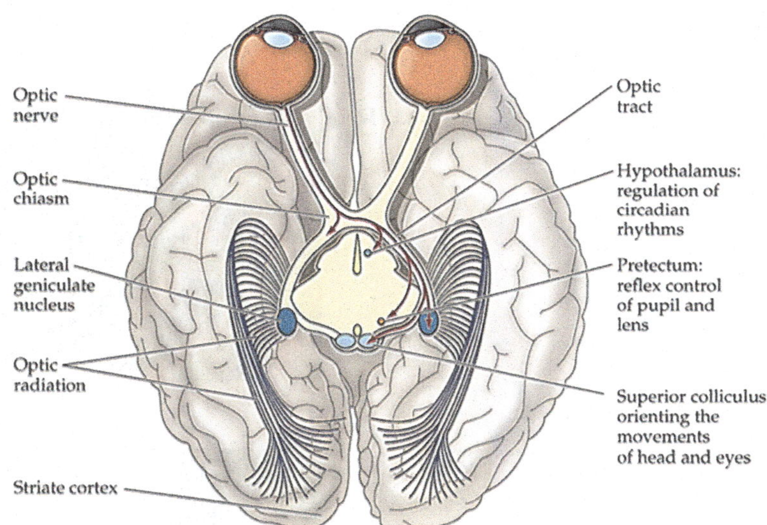

Fig. 6-17. Tomada de [7].

En cada uno de los NGL se recibe información de los dos ojos, pero se mantiene separada en capas dedicadas a cada ojo, incluso para estímulos provenientes del mismo punto en el espacio (Fig. 6-18).

Los axones de las células ganglionares M, P y K conectan con regiones específicas del NGL, y se mantienen separados los canales M, P y K que procesan distinta información del estímulo visual.

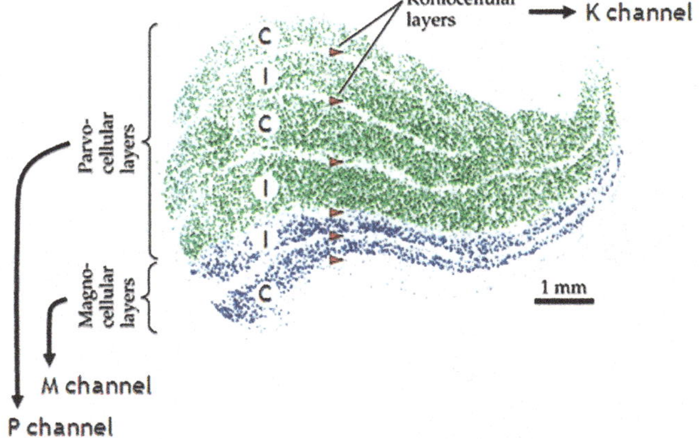

Fig. 6-18. Modificada de [7].

Propiedades del NGL

- Sus neuronas son monoculares: no converge la información de los dos ojos en una neurona.
- Las vías paralelas hacen que continúe la separación en el procesamiento de la información sobre diferentes propiedades del estímulo (forma, color, movimiento).
- Sus neuronas tienen campos receptores *centro-periferia antagónicos.*
- Hay retinotopia.
- El canal P lleva información de color y los detalles finos.
- El canal M lleva información de movimiento, contraste de luminancia y detalles groseros.
- El canal K lleva información del color.

Corteza visual primaria (estriada)

Sus neuronas se distribuyen en capas (I-VI) paralelas a la superficie, pero se conectan entre si organizando "columnas" que procesan diferentes propiedades del estímulo visual (Fig. 6-19A).

En las columnas de orientación, las neuronas de todas las capas responden a bandas de luz-oscuridad, excepto las de la capa IV que tienen campos receptores centro-periferia. En columnas adyacentes, las bandas que se procesan poseen orientaciones ligeramente diferentes (Fig. 6-19B). De esta forma, un grupo de columnas contiguas procesan todas las orientaciones posibles de una banda "luz-oscuridad" que surja en esa región del campo visual.

Las columnas de orientación que procesan información de una región concreta del campo visual se organizan unas con respecto a otras con un patrón radial, que visto desde la superficie cortical forma una especie de "molinillo" (Fig. 6-19B).

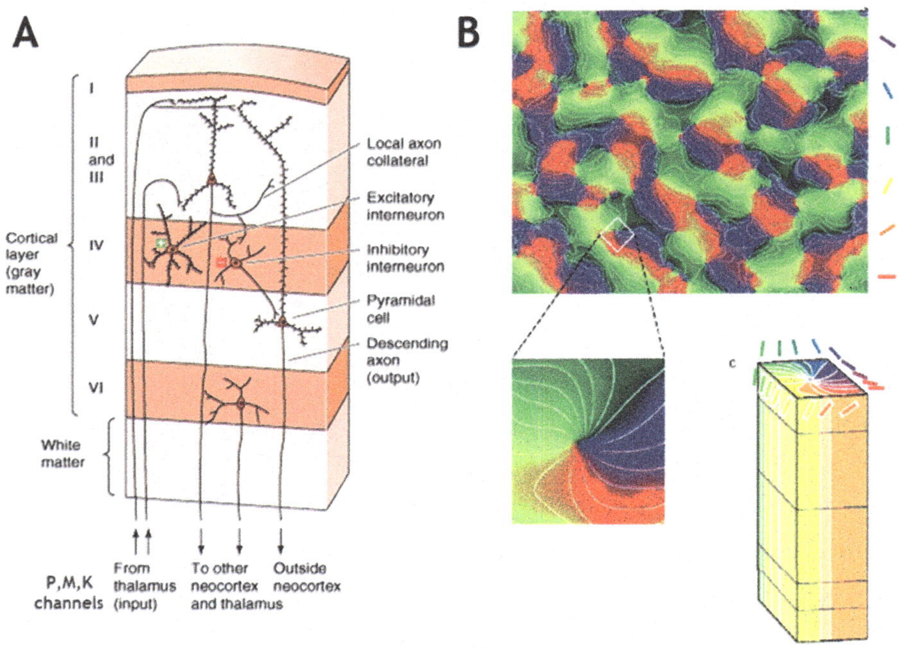

Fig. 6-19. Modificada de [1 y 4].

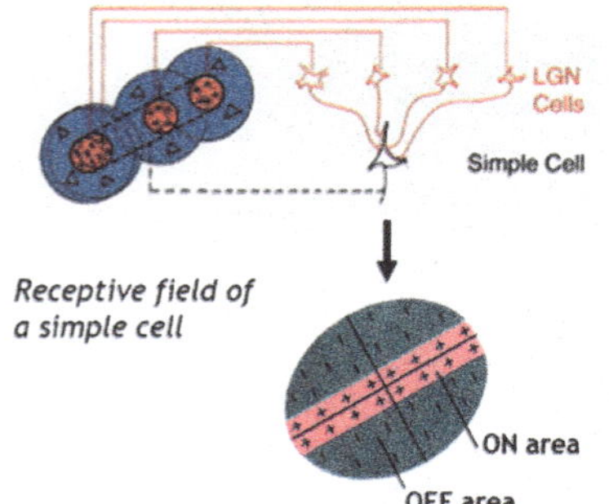

¿Cómo se explica el cambio de campos receptores entre el NGL y la corteza estriada? Las células del NGL (campos centro-periferia) que recogen información de regiones contiguas del campo visual, la envían a células de la corteza estriada (Fig. 6-20) llamadas "simples" que integran información como respuesta a bandas de luz-oscuridad con una orientación concreta.

Fig. 6-20. Modificada de [4].

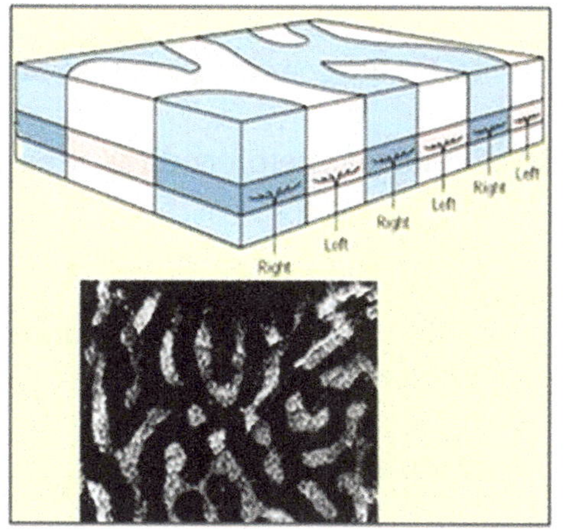

En la corteza estriada, el procesamiento de la información procedente de los dos ojos (binocular) se organiza también en columnas llamadas de dominancia ocular (Fig. 6-21). Existen neuronas que responden preferentemente a la información procedente de un ojo, y otras que son binoculares (recogen información de los dos ojos en diferente proporción). Esta preferencia (o dominancia) ocular es similar en todas las neuronas de cada columna. Esta organización permite la visión estereoscópica y ayuda a estimar la profundidad de campo.

Fig. 6-21. Tomada de [2].

El procesamiento de otras características del estímulo visual como el color también ocurre mediante circuitos de neuronas interconectadas localmente en la corteza estriada. En el caso del color, el circuito no se extiende por todo el grosor de la corteza, sino que ocupa porciones que, por su forma, llamamos "barriles" (Fig. 6-22A).

Las columnas de orientación, de dominancia y los barriles procesan la información proveniente de un punto concreto del campo visual, y coinciden en una región de aproximadamente 1 mm^2 de superficie cortical llamada hipercolumna (Fig. 6-22B).

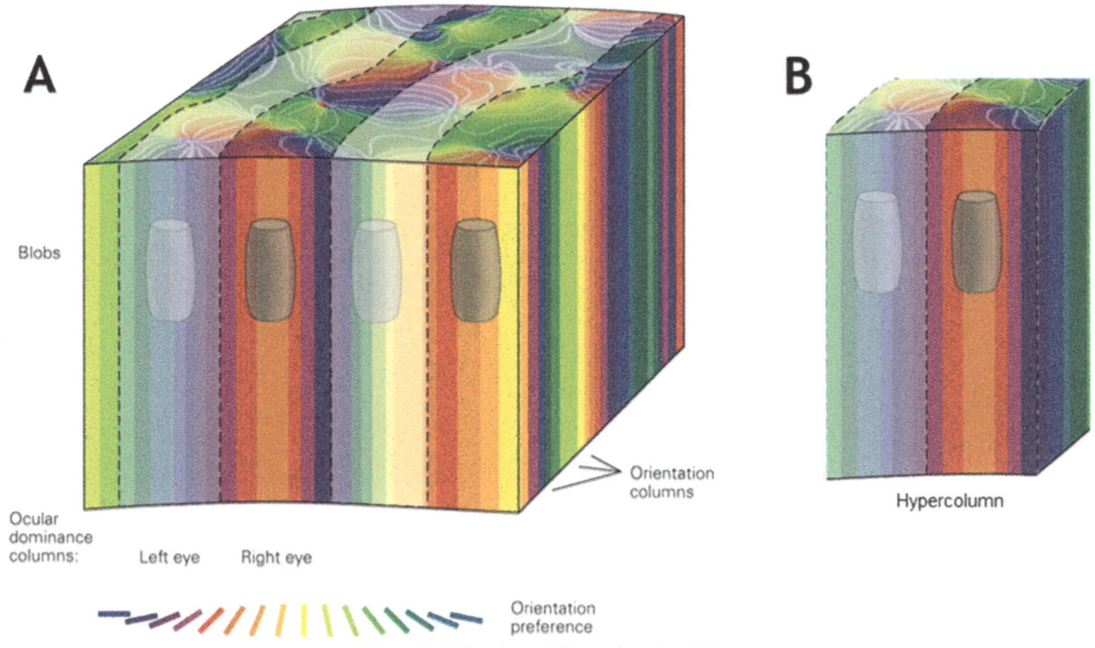

Fig. 6-22. Modificada de [5].

En resumen, la corteza estriada está formada por módulos repetidos de circuitos neuronales que analizan en paralelo los atributos de un estímulo procedente de una región del campo visual (forma, color, profundidad).

Áreas corticales extraestriadas

Comprende a las regiones de la corteza occipital V2, V3, V4 y V5(MT), así como regiones de las cortezas parietal posterior y temporal inferior.

El procesamiento de la información referida al estímulo continúa en paralelo en estas áreas (Fig. 6-23).

- Una vía dorsal interviene en la visión espacial: Lóbulo parietal posterior, donde se procesa el movimiento y la localización en el espacio (vía del "dónde").
- Una vía ventral permite el reconocimiento de objetos: Lóbulo temporal inferior, donde se procesan formas y colores, y se reconocen los objetos (vía del "qué").

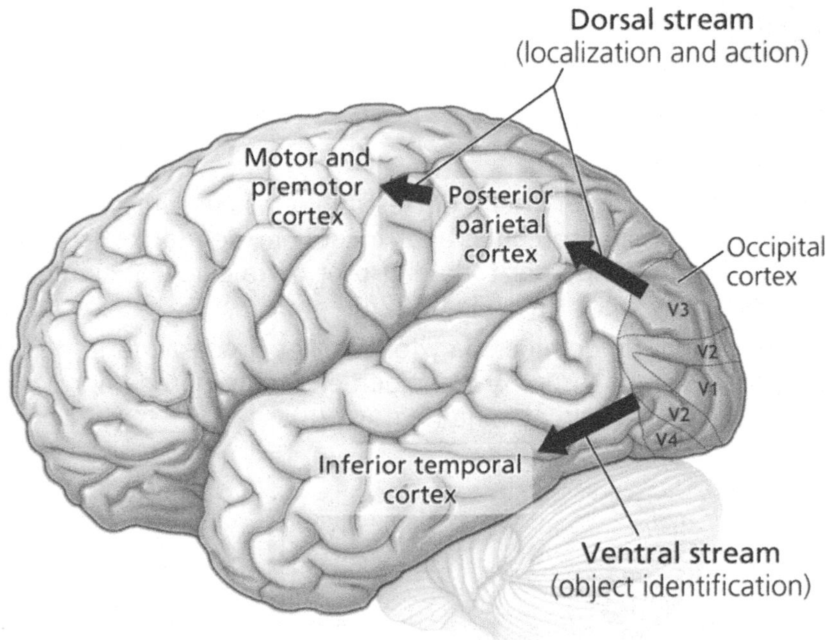

Fig. 6-23. Modificada de [10].

Capítulo 7
Fisiología de los Sistemas Auditivo y Vestibular

Sistema Auditivo

El sistema auditivo detecta sonidos, que son ondas de presión generadas por la vibración de las moléculas del aire (Fig. 7-1).

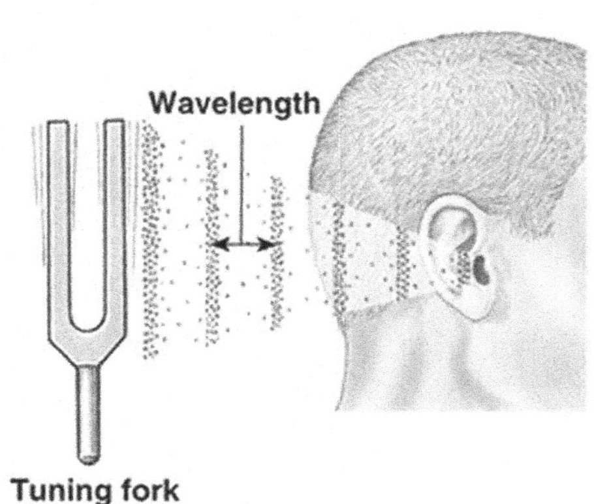

Fig. 7-1. Tomada de [9].

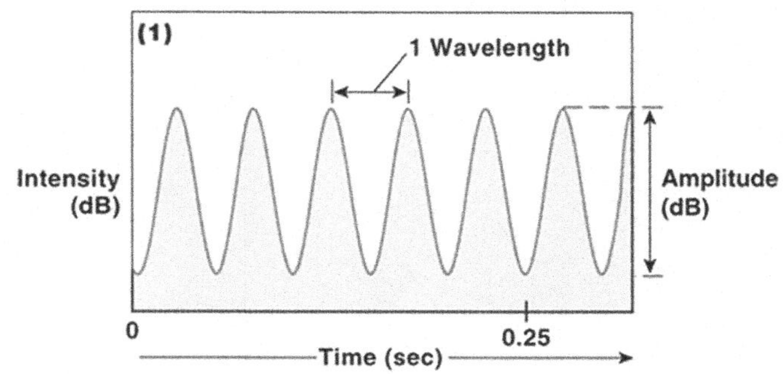

Frequency → cycles per second = Hertz

Amplitude → decibels. Number of dB = 20 • log (P/P_0)

Fig. 7-2. Modificada de [9].

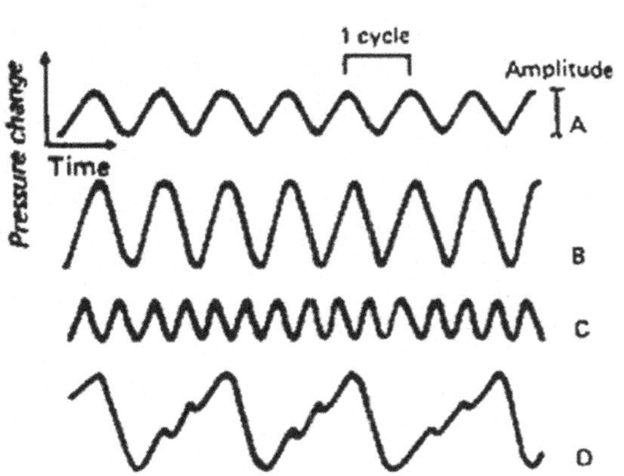

Fig. 7-3. Tomada de [4].

Los sonidos se caracterizan por (Fig. 7-2):

- Intensidad (dB): relacionada con la diferencia de presiones entre mínimo y máximo de la onda→ Volumen o amplitud.
- Frecuencia (Hz): número de ciclos por segundo→ Tono.

Un sonido simple es una onda de una sola frecuencia. Un sonido complejo se compone de ondas de frecuencias y amplitudes diferentes. Esta mezcla de ondas caracteriza su timbre (Fig. 7-3).

El umbral de percepción es la mínima intensidad de sonido audible.

El rango de frecuencias que se detectan es lo que se denomina espectro. El oído humano es capaz de reconocer un rango de 20 Hz a 20 kHz. La voz humana comprende sonidos en un rango de 100 Hz a 6 kHz (Fig. 7-4).

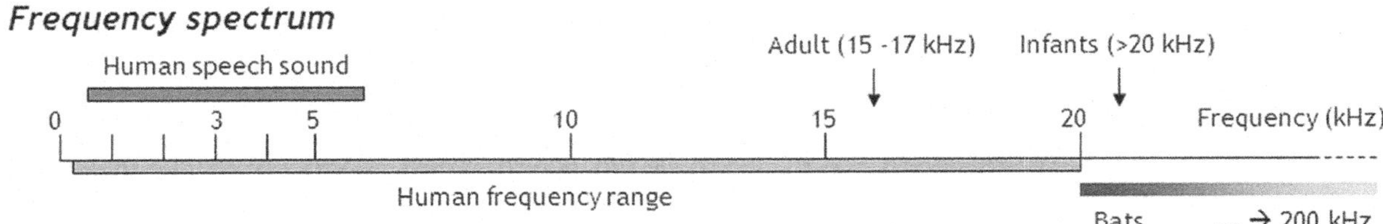

Fig. 7-4.

El rango de audición óptima en el sistema auditivo humano es 2-5 kHz. El umbral de audición de una persona se mide con un audiómetro.

Conceptos para reflexión:

- Cambios en el espectro de audición humana desde la niñez al envejecimiento.
- Usos prácticos del espectro de audición en otras especies (por ejemplo, silbatos para perros).

Morfología Funcional

El oído se compone de oído externo, medio e interno (Fig. 7-5).

El sistema auditivo comparte estructuras con el sistema vestibular.

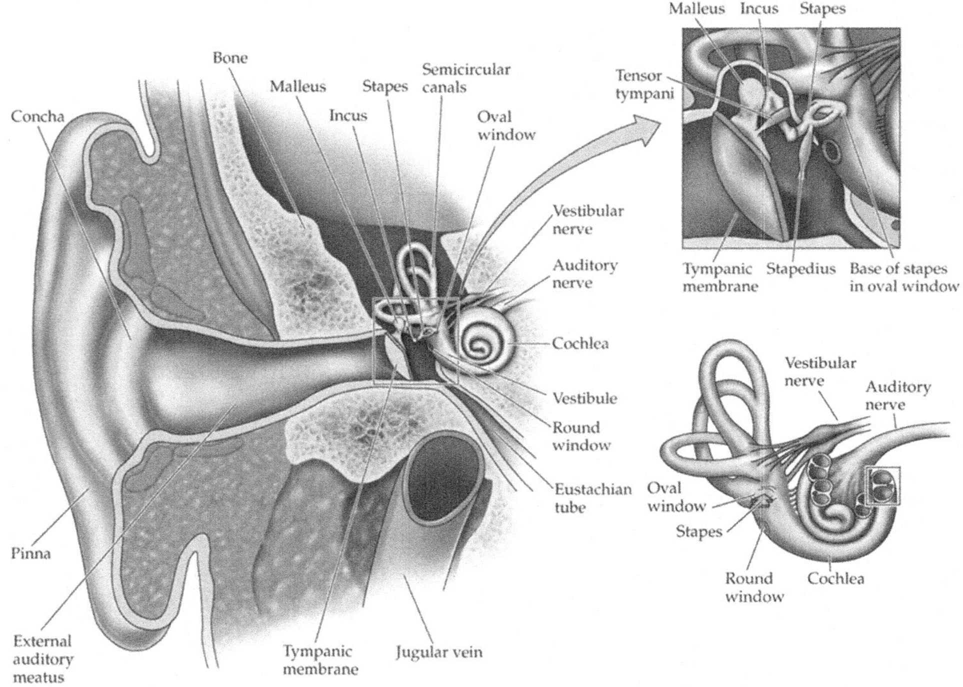

Fig. 7-5. Tomada de [6].

Oído externo

Recoge las ondas sonoras transmitidas por el aire y las conduce al tímpano amplificando su presión (intensidad).

Oído medio

Asegura la transmisión desde un medio aéreo, de impedancia más baja, a un medio líquido en el oído interno, de impedancia más alta.

Impedancia: resistencia de un medio a vibrar. Hace falta más energía para hacer vibrar un cuerpo sólido (alta impedancia). No se debe confundir con la facilidad de transmisión, que es mayor una vez que un sólido empieza a vibrar.

Conseguir esta transmisión eficiente se basa en dos procesos físicos de amplificación:

1. La presión que recibe la membrana timpánica se concentra sobre la ventana oval, de diámetro mucho menor.
2. Los huesecillos del oído medio conectan la membrana timpánica con la oval creando un efecto de palanca.

Oído interno

Transforma la energía de las ondas de presión en potenciales de acción. Actúa como un analizador de frecuencias, crítico para discriminar las frecuencias que componen un sonido complejo.

La cóclea está dividida en tres cámaras (Fig. 7-6): vestibular, timpánica y media o coclear. La vestibular y la timpánica contienen perilinfa. La cámara media contiene endolinfa.

En la cámara media se encuentra la membrana basilar y el órgano de Corti, formado por células ciliadas y de soporte (Fig. 7-7). En la superficie apical de cada célula ciliada se organizan un conjunto de cilios (estereocilios) sobre los que se apoya la membrana tectoria.

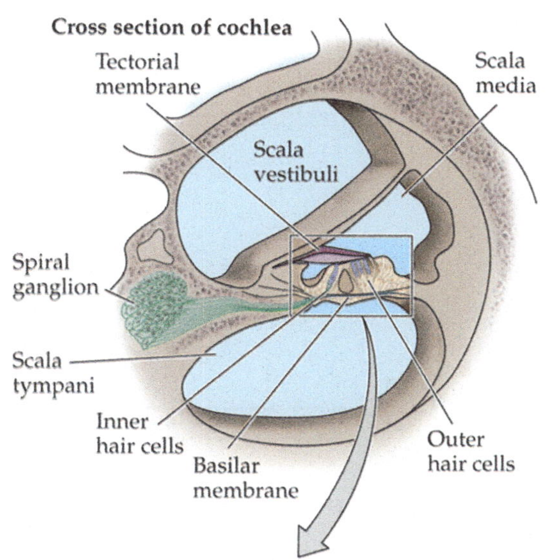

Fig. 7-6. Tomada de [7].

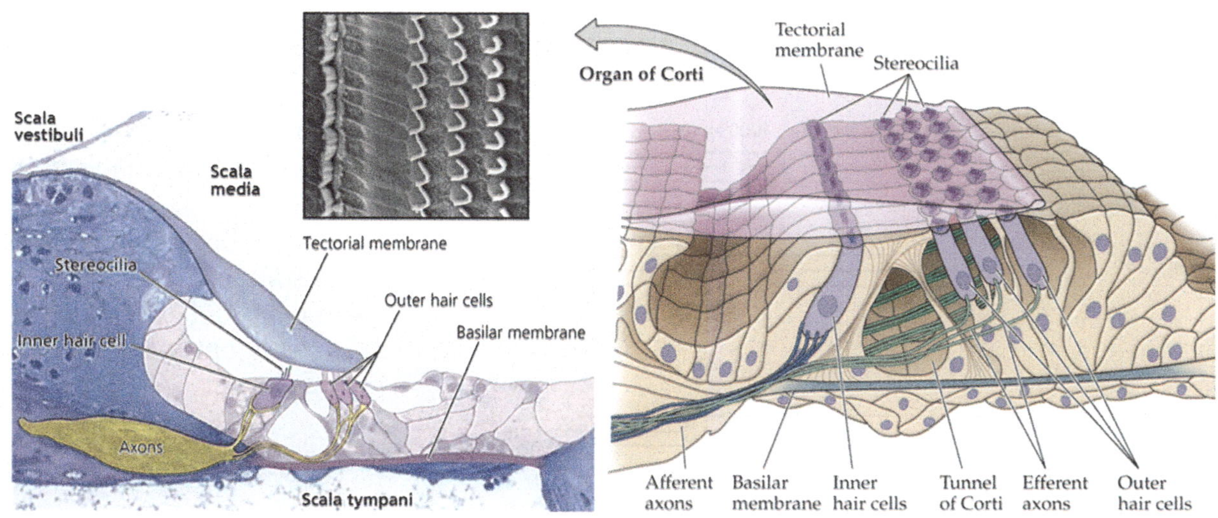

Fig. 7-7. Tomada de [1, 7 y 10].

Transmisión de la Onda de Sonido

Cuando llega el sonido, la onda de presión hace vibrar por orden al tímpano, huesecillos y membrana oval y se transmite por el líquido de las cavidades vestibular y timpánica (Fig. 7-8). La presión se libera en la ventana redonda.

La membrana basilar se mueve en dirección perpendicular a esta "onda viajera" debido a la vibración por simpatía o resonancia.

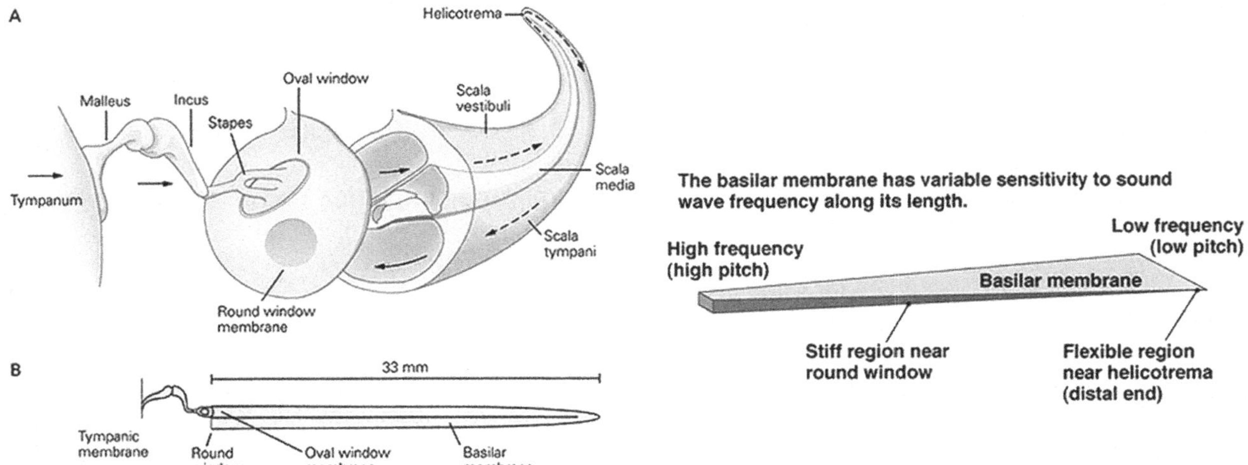

Fig. 7-8. Tomada de [4 y 9].

Tonotopia

Cuando llega una onda de una determinada frecuencia, solo una parte de la membrana basilar vibrará por simpatía de forma óptima, debido a que cada zona de esta membrana tiene una impedancia diferente. Esto se debe a que la membrana basilar es más rígida, gruesa y estrecha en la base, y más flexible, fina y ancha en el vértice o ápex (Fig. 7-9).

De esta forma se organiza un mapa topográfico ordenado de frecuencias (tonotopia).

- Región de la base → respuesta óptima a frecuencias altas.
- Región del ápex → respuesta óptima a frecuencias bajas.

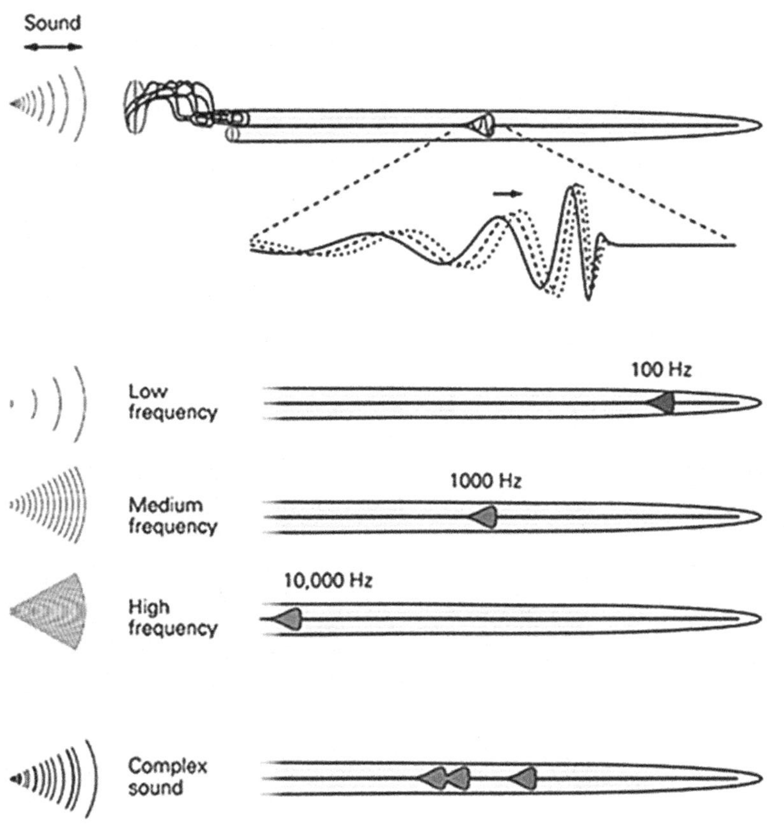

Fig. 7-9. Tomada de [4]

MECANISMO DE TRANSDUCCIÓN

El movimiento de la membrana basilar produce un movimiento de cizalladura de la membrana tectoria que desplaza lateralmente a los cilios de las células ciliadas sensoriales (Fig. 7-10C).

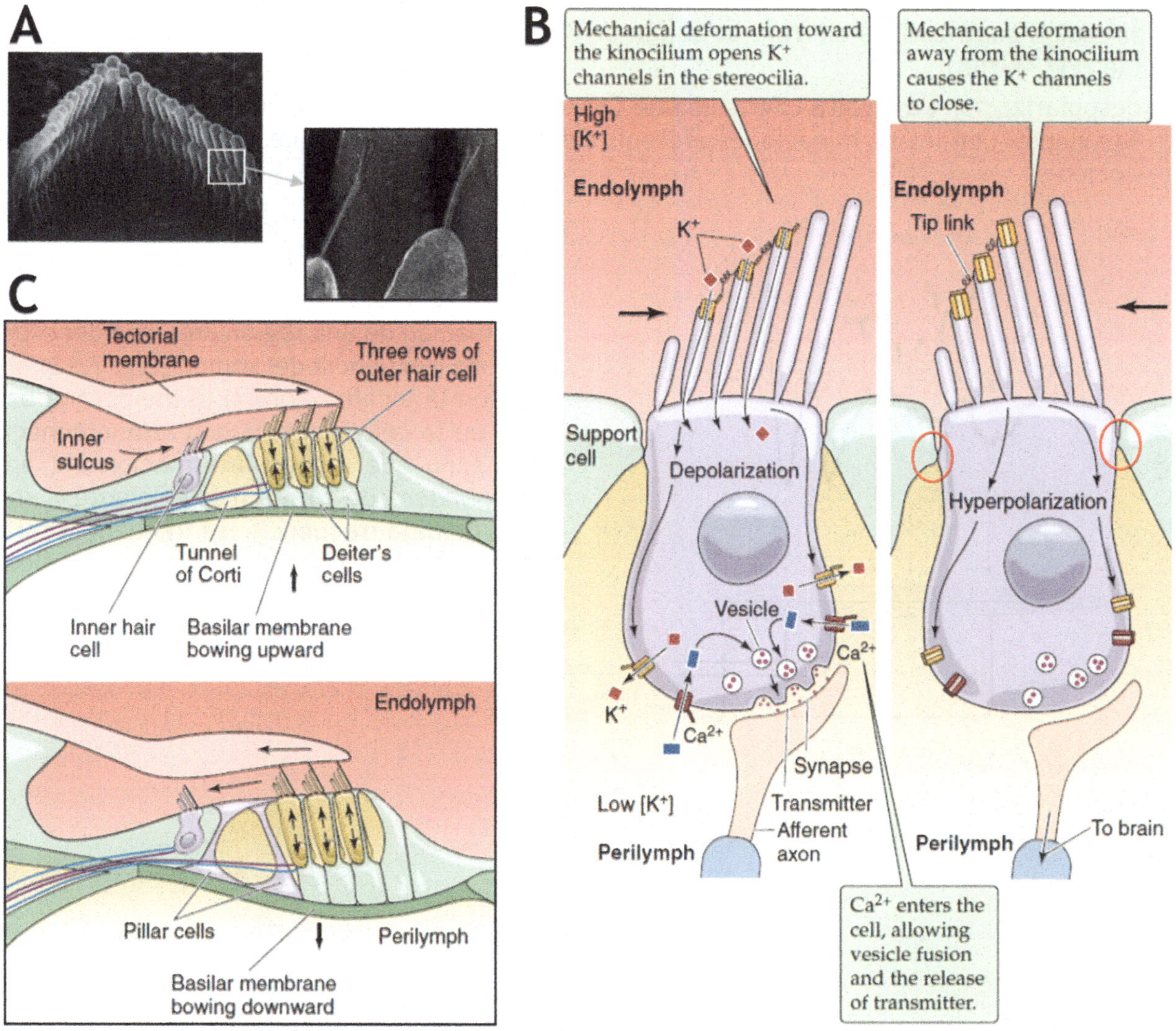

Fig. 7-10 Modificada de [1 y 7].

Una proteína muelle presente en la punta de cada estereocilio (Fig. 7-10A) se ancla a un canal catiónico en el estereocilio contiguo. Debido al movimiento se abre y deja entrar K+ desde la endolinfa, produciéndose una despolarización de la célula ciliada (Fig. 7-10B).

Para que este proceso se lleve a cabo, es necesario que las células de la estría vascular bombeen K+ hacia la endolinfa (Fig. 7-11). Además, hay unos 80 mV de diferencia entre la endolinfa y la perilinfa. Ambos factores establecen un gradiente electroquímico a favor de la entrada de K+ desde la cámara media a las células, y su salida desde las células hacia la perilinfa.

También es necesario que haya una barrera con uniones estrechas entre las células del Órgano de Corti (Fig. 7-10B).

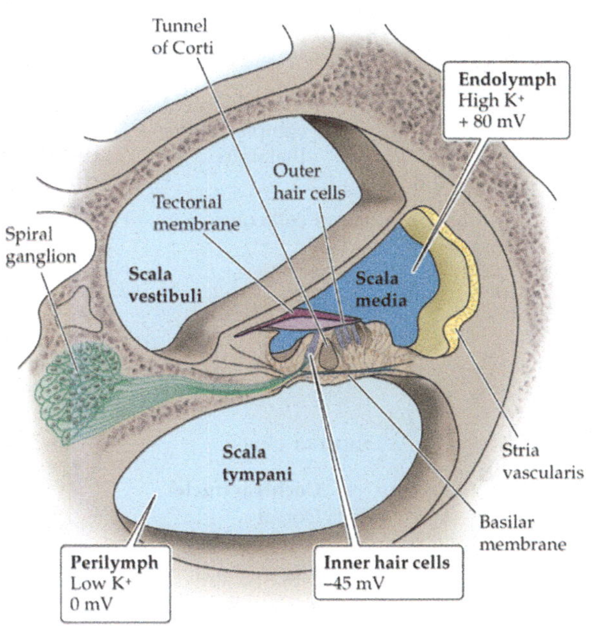

Fig. 7-11. Tomada de [7].

Si los estereocilios se mueven en una dirección se abre el canal en su punta, y si se mueven en la dirección contraria, se cierran. La salida de K^+, por canales de la región basal, repolariza la célula (Fig. 7-10B).

La despolarización da lugar a la entrada de Ca^{2+} que ocasiona la liberación del neurotransmisor en la sinapsis con las terminaciones aferentes del nervio auditivo (que generarán potenciales de acción).

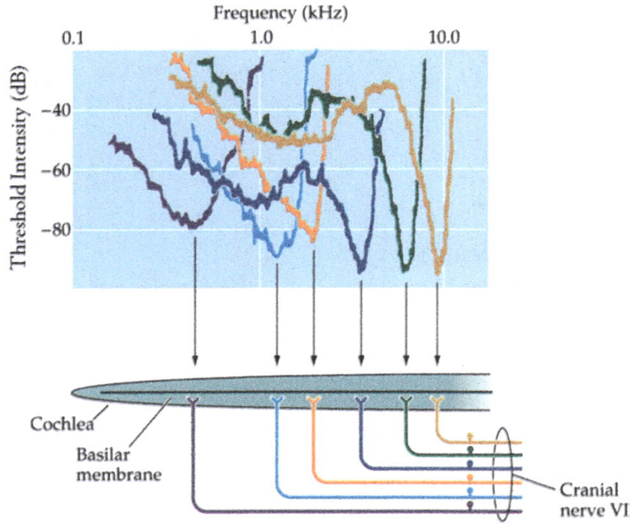

Fig. 7-12. Tomada de [7].

Discriminación de Frecuencias

Cada axón del nervio auditivo transmite información de una región pequeña del espectro de frecuencia del sonido (Fig. 7-12). Así, según la localización en la membrana basilar de la célula ciliada con la que conecte, un axón que recoge información del ápex responderá de forma más eficiente a sonidos de baja frecuencia (su frecuencia característica), mientras que otro que la recoge de la base de la membrana, lo hará con sonidos de alta frecuencia.

Enlaces para visitar en Campus Virtual UVa:
- Animación de Audición.

Procesamiento Central

El núcleo coclear del troncoencéfalo proyecta tanto a núcleos ipsilaterales como contralaterales, de forma que en cada hemisferio cerebral se recoge información de los dos oídos (Fig. 7-13A).

La organización tonotópica de la cóclea y los axones del ganglio espiral se mantiene a lo largo de las vías ascendentes: en el núcleo coclear del troncoencéfalo, en los núcleos del mesencéfalo, en el tálamo y en la corteza auditiva primaria (en el lóbulo temporal) (Fig. 7-13B).

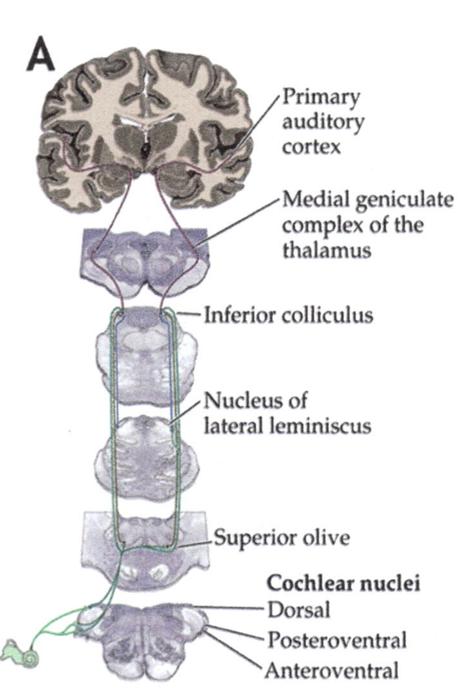

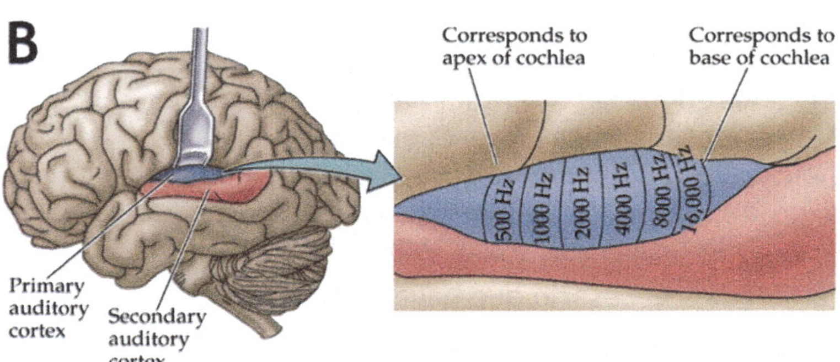

Fig. 7-13. Modificada de [7].

Integración de la información de los dos oídos. Localización del estímulo auditivo

La oliva superior medial (OSM) es un ejemplo de cómo se integra la información de los dos oídos, generando uno de los sistemas existentes para localizar la fuente del sonido (Fig. 7-14)

La OSM contiene neuronas con dendritas laterales, que reciben aferencias del núcleo coclear homolateral, y dendritas mediales que las reciben del contralateral. Los axones del núcleo coclear se conectan con varias neuronas OSM (enviando ramas de forma ordenada). La longitud de estos axones determina el tiempo de conducción y, por lo tanto, cuánto tarda en llegar la información recogida de cada oído.

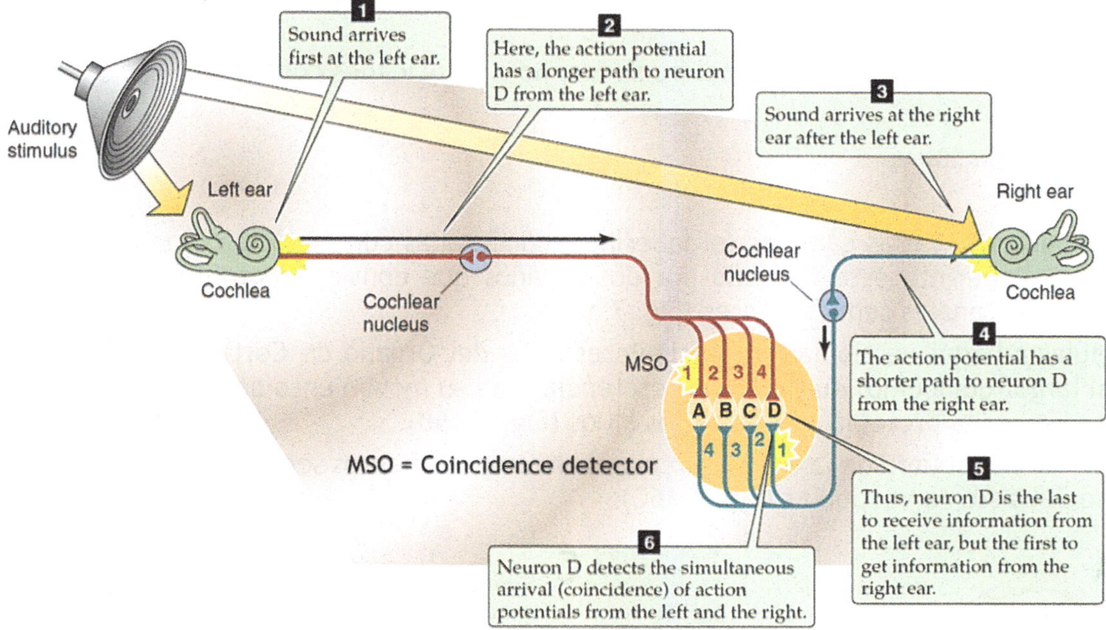

Fig. 7-14. Modificada de [1].

Si la fuente del sonido está más próxima a un oído que al otro, hay una diferencia temporal entre los dos oídos. Esto hace que sólo una neurona concreta de la OSM sea estimulada simultáneamente por los axones de los núcleos cocleares de ambos oídos. Los potenciales postsinápticos excitatorios (EPSPs) generados se sumarán y esto hace que se supere el umbral de disparo de potenciales de acción de esa neurona OSM. Ésta informará a la corteza del ángulo de procedencia del sonido.

Las neuronas OSM son por lo tanto "detectores de coincidencia". Cuando no hay interferencias este sistema es capaz de discriminar desplazamientos laterales, de hasta un grado, de la fuente del sonido.

La detección de la posición del estímulo por diferencias en intensidad (Fig. 7-15) se lleva a cabo en la oliva superior lateral (OSL), mediante un circuito basado en interneuronas inhibitorias que anulan la entrada del oído al que el sonido llega con menor intensidad.

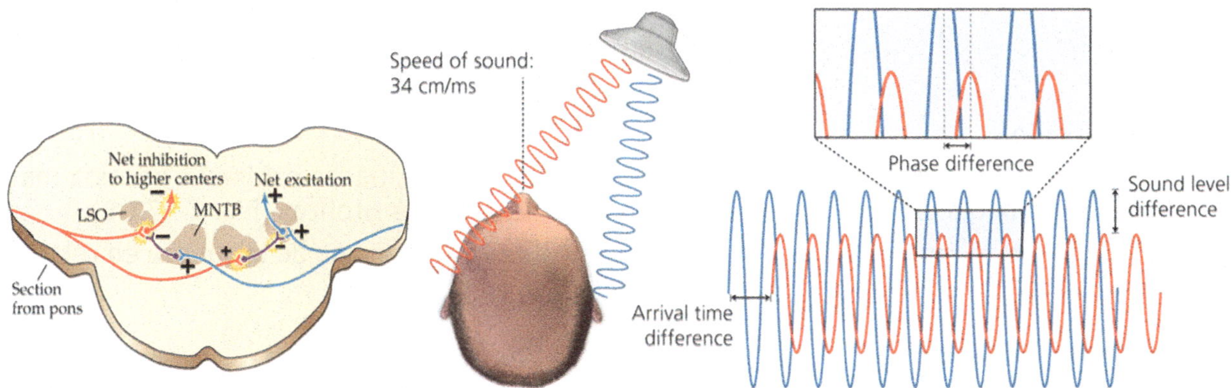

Fig. 7-15. Tomada de [10].

SISTEMA VESTIBULAR

El sistema vestibular nos informa de la posición y movimiento de la cabeza en el espacio. Esta información, además de generar una percepción consciente, se usa en el control motor de la mirada, la cabeza y el control postural.

Tres son los estímulos adecuados para el sistema vestibular:
- Posición estática (efecto de la gravedad).
- Aceleración lineal.
- Aceleración angular.

El sistema vestibular responde a aceleraciones, no a velocidades constantes.

MORFOLOGÍA FUNCIONAL

Está formado por varias cámaras (el laberinto) conectadas con la cóclea, con endolinfa en su interior. El laberinto está formado por dos órganos que contienen otolitos (el utrículo y el sáculo) y tres canales semicirculares (Fig. 7-16A).

Las células ciliadas vestibulares son similares a las del Órgano de Corti, pero tienen un cilio central largo (quinocilio) que sirve de referencia para su movimiento debido a que todos están conectados por la proteína muelle de los cilios (Fig. 7-16B).

La perilinfa y endolinfa de la cóclea circulan por compartimentos separados del laberinto membranoso del sistema vestibular (Fig. 7-16C).

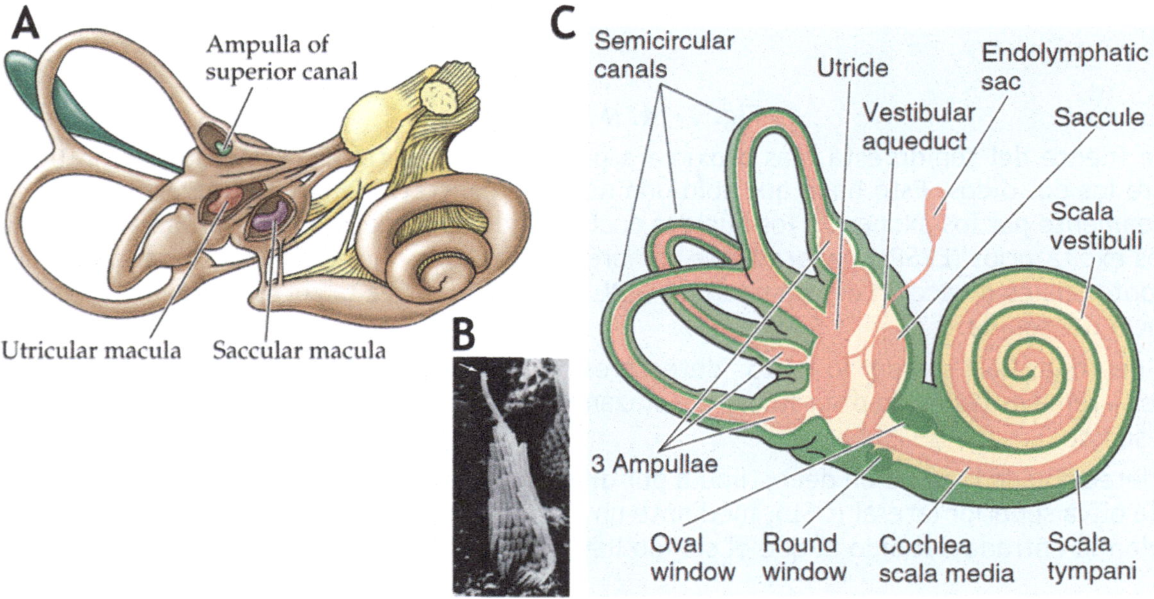

Fig. 7-16. Tomada de [1 y 7].

Utrículo y sáculo

Ambos contienen un epitelio sensorial, la mácula, con células ciliadas cubiertas por una masa gelatinosa sobre la que se hay cristales de carbonato cálcico, los otolitos (Fig. 7-17A-B).

El utrículo y el sáculo responden a aceleraciones lineales y a la posición de la cabeza en relación al eje gravitacional.

Canales semicirculares

Detectan aceleración por el movimiento de la endolinfa, que se desplaza en dirección opuesta al movimiento. Responden a aceleraciones angulares (rotación) de la cabeza o del cuerpo completo.

Cada canal semicircular tiene en su base una ampolla que contiene células ciliadas. Los cilios se integran en una masa gelatinosa sin otolitos, llamada cúpula (Fig. 7-17C).

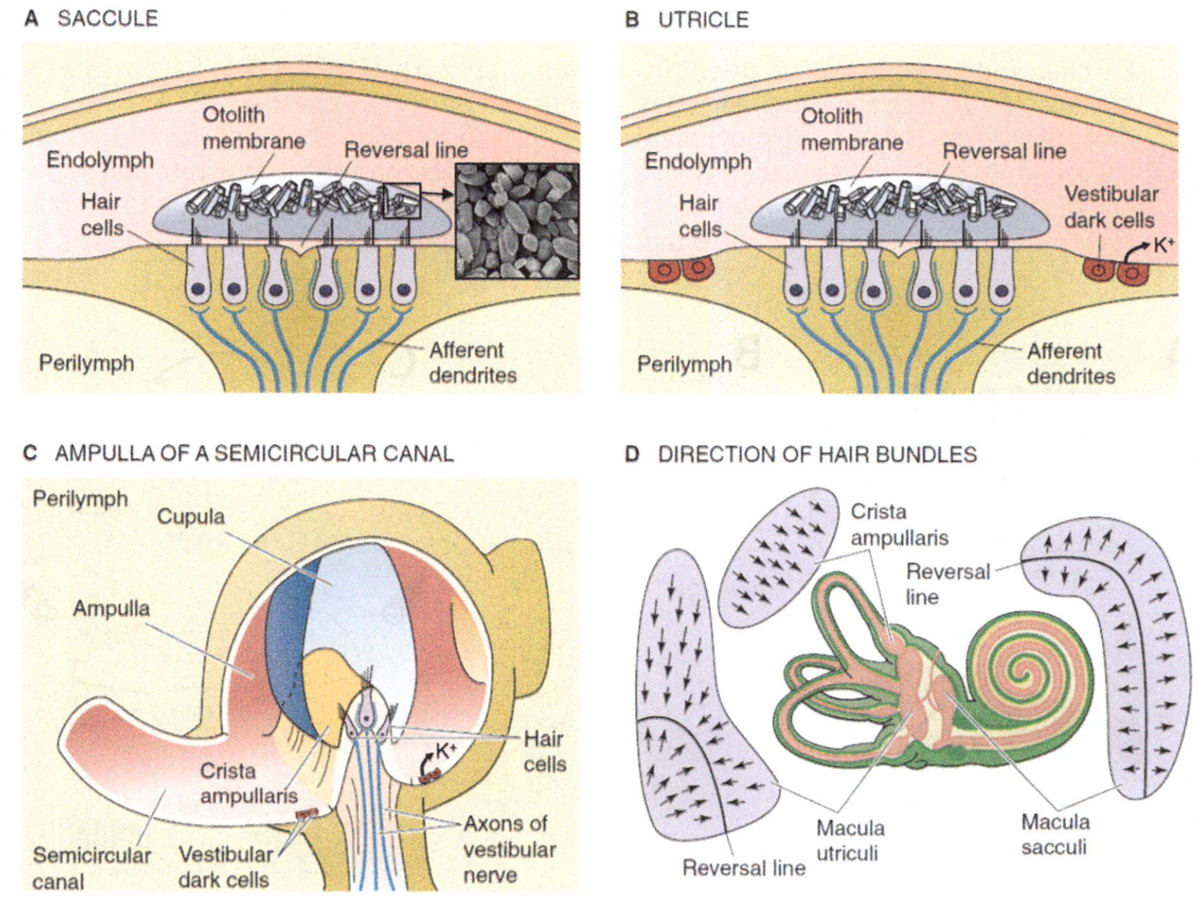

Fig. 7-17. Tomada de [1].

MECANISMO DE TRANSDUCCIÓN

El proceso molecular de transducción del sistema vestibular es idéntico al de las células ciliadas del Órgano de Corti.

Las neuronas del ganglio vestibular disparan potenciales de acción en reposo (Fig. 7-18). Su frecuencia aumenta/disminuye al despolarizarse/hiperpolarizarse las células ciliadas.

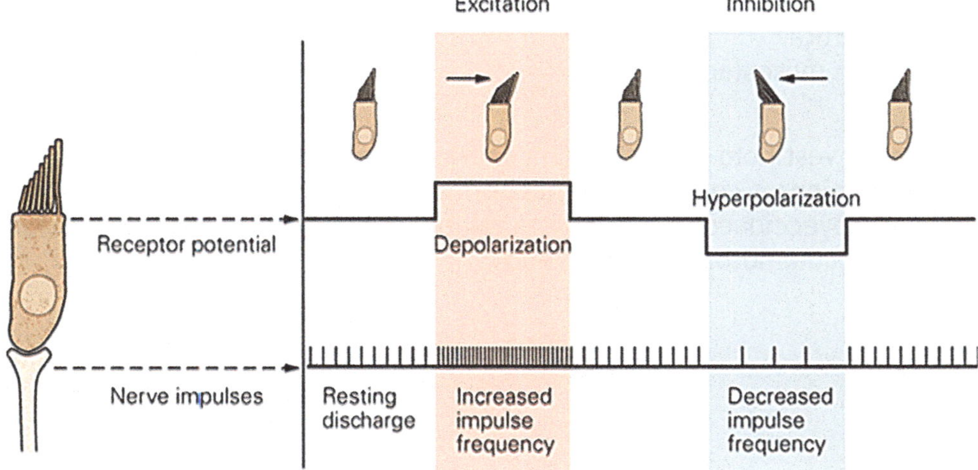

Fig. 7-18. Tomada de [4].

El SNC obtiene información doble acerca de los estímulos vestibulares.

- *Utrículo y sáculo.* El peso y movimiento de los otolitos, condicionados por la gravedad o por la inercia, desplazan a los cilios y se generan potenciales de receptor. Además de ser pares, cada uno está dividido en dos mitades por la estriola (Figs. 7-17A-B; 7-19A). En cada mitad los cilios se orientan de forma opuesta (Fig. 7-17D). La posición o la aceleración generan información complementaria en ambas mitades.
- *Canales semicirculares.* El movimiento del líquido endolinfático deforma la cúpula y hace que los cilios se desplacen (Fig. 7-19B). Por ser estructuras pares (presentes en los dos oídos), el canal semicircular de un oido responde a un movimiento con la despolarización de sus células y el del otro oído, con su hiperpolarización (Fig. 7-19C).
-

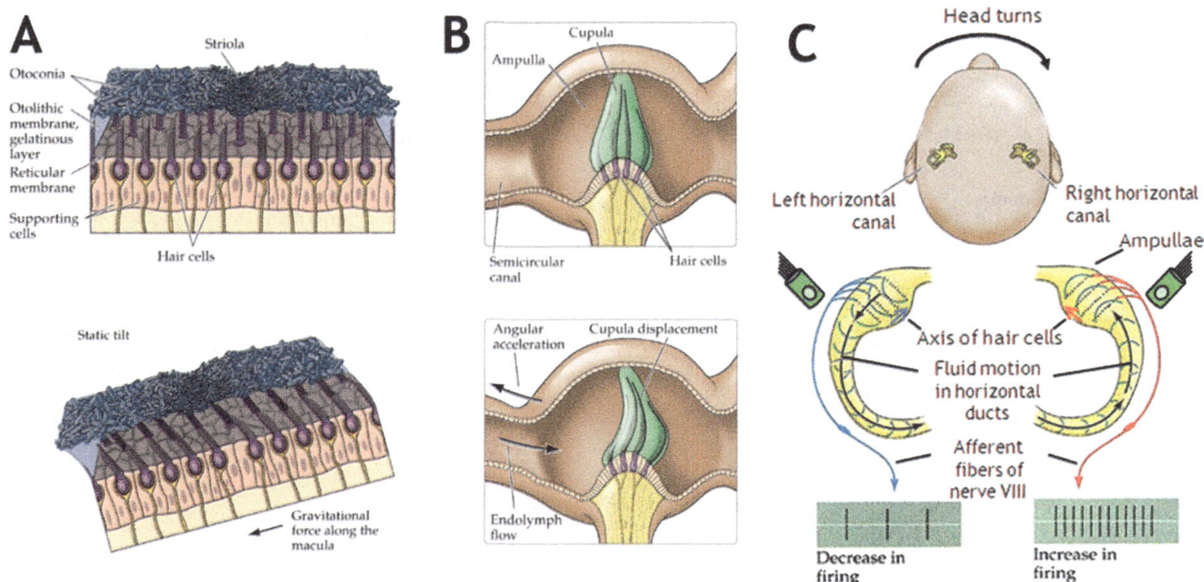

Fig. 7-19. Modificada de [7].

PROCESAMIENTO CENTRAL

El aparato vestibular se comunica con estructuras del troncoencéfalo (núcleos vestibulares) y el cerebelo. Los núcleos vestibulares envían información:

1. A la corteza vestibular (Fig. 7-20) a través del tálamo.
2. A circuitos locales de tres tipos principales de reflejos que ayudan a mantener:
   - El equilibrio y la mirada durante el movimiento.
   - La postura.
   - El tono muscular.

Entre los reflejos, el vestíbulo-ocular (RVO) genera movimientos oculares que van en dirección contraria a los movimientos cefálicos, lo que permite mantener fija la mirada (Fig. 7-21). Este efecto se debe a proyecciones excitadoras e inhibidoras desde los núcleos vestibulares a los núcleos abducens y oculomotor de ambos lados.

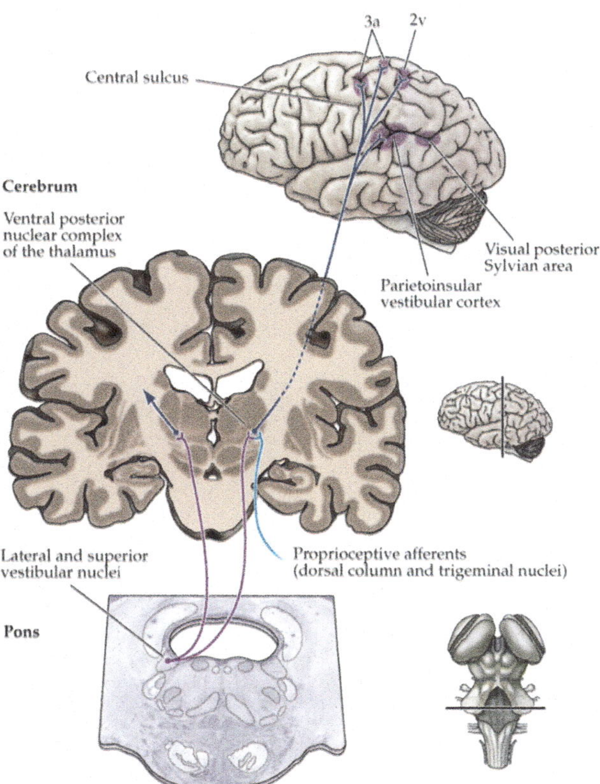

Fig. 7-20. Tomada de [7].

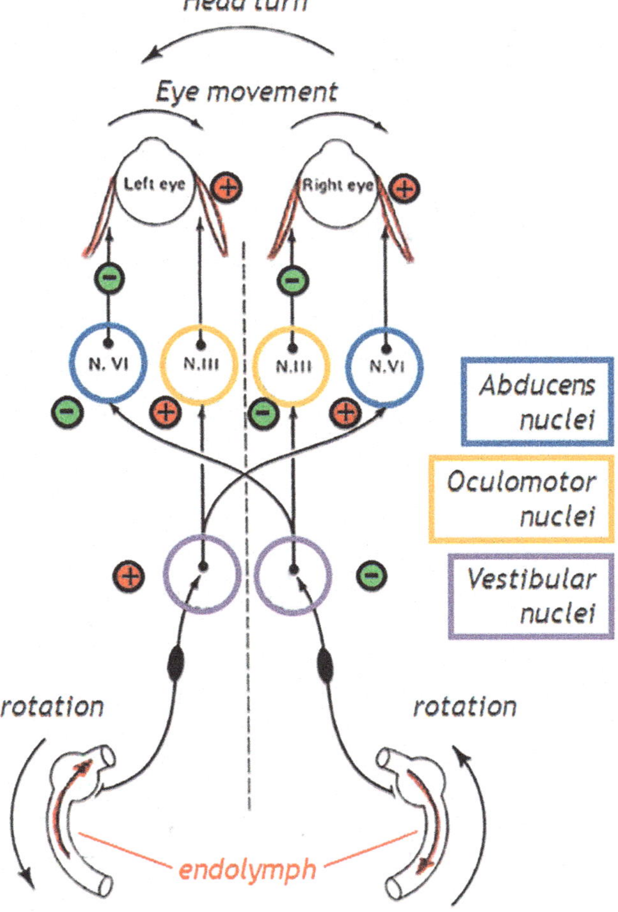

Fig. 7-21.

CapÍtulo 8

FisiologÍa de los Sistemas de Control Motor

Programas Motores y Anticipación

Control anticipatorio

Cuando nos lanzan un objeto y lo cogemos, ocurren dos procesos claramente visibles tras el impacto (Fig. 8-1).

1. Estiramiento muscular pasivo por el peso del objeto.
2. Contracción muscular refleja para soportar el peso.

Sin embargo, hay actividad eléctrica en nuestros músculos no solo cuando se produce el impacto, sino también antes de él. Se debe a la existencia de programas motores que se inician antes que el movimiento.

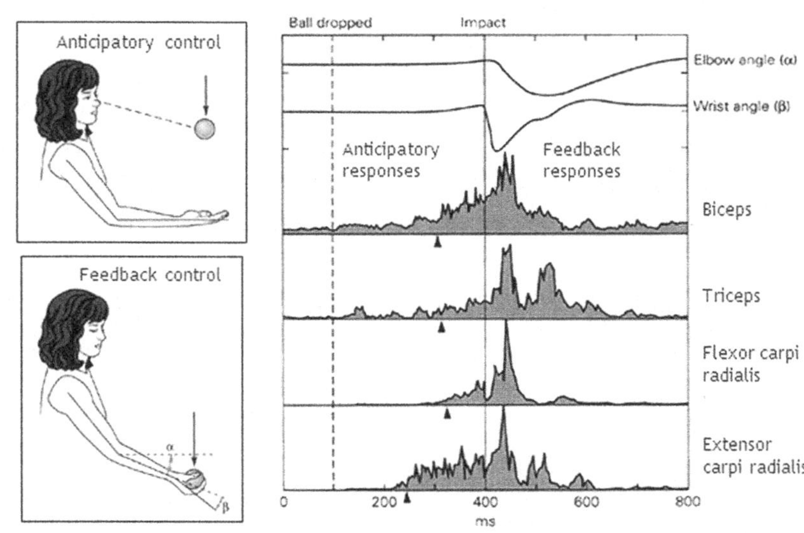

Fig 8-1. Modificada de [4].

Programas motores

Serie estructurada de órdenes organizadas y controladas por el sistema nervioso central, y que son enviadas a los músculos para que se lleve a cabo un movimiento.

Principios de Organización de los Sistemas de Control Motor

1. Controlan la contracción de los músculos esqueléticos.
2. Requieren información sensorial.
3. Están organizados jerárquicamente (Fig. 8-2).

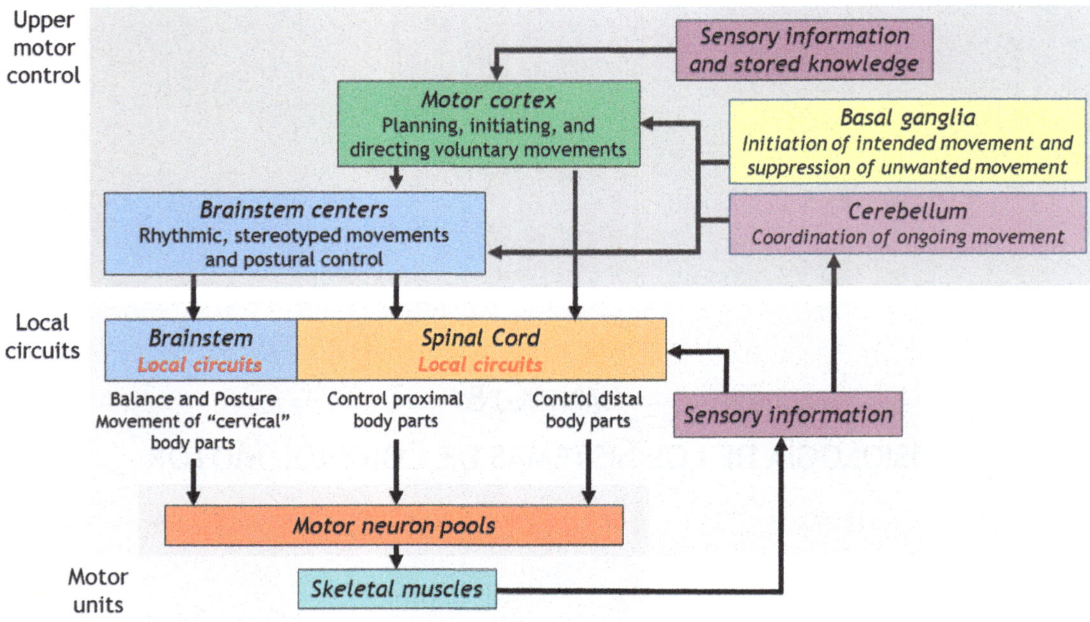

Fig. 8-2. Modificada de [7].

Niveles de control del movimiento

La contracción del músculo esquelético se inicia por activación de motoneuronas "inferiores" en la médula espinal y el troncoencéfalo.

Los patrones espacio-temporales de activación de las motoneuronas inferiores están determinados por circuitos locales en la médula espinal y el troncoencéfalo.

Las motoneuronas "superiores" de la corteza motora y el troncoencéfalo forman parte de las vías descendentes que modulan la actividad de circuitos locales en los que se integran las motoneuronas inferiores.

Cada motoneurona inferior y el conjunto de fibras musculares que inerva constituyen una unidad motora.

Organización somatotópica. Homúnculo motor

Los programas motores ejercen su control sobre los circuitos locales, no sobre cada unidad motora (Fig. 8-3). Esto hace que no exista un mapa motor que represente a cada músculo, sino "mapas de movimientos" que forman un "homúnculo motor" en la corteza (Fig. 8-3).

Tipos de movimiento.

	Reflejo	*Voluntario*	*Rítmico*
Estímulo que inicia/finaliza el movimiento	Principalmente externo (entradas sensoriales).	Estímulo externo o por voluntad propia.	Inicio y terminación voluntarios.
Complejidad	El menos complejo. Integración en médula espinal y troncoencéfalo (circuitos locales).	El más complejo. Su ejecución se planea en la corteza cerebral.	Complejidad intermedia. Circuitos espinales locales. Requiere colaboración de centros superiores.
Otras propiedades	Rápido. Modulación por centros superiores.	Se aprenden y mejoran con la práctica (pueden llegar a ejecutarse de forma inconsciente).	Circuito local actúa como generador de patrones.
Ejemplos	Reflejo rotuliano, reflejos posturales, tos.	Tocar el piano. Jugar al tenis. Conducir un coche.	Andar, correr.

UNIDAD MOTORA

Las unidades motoras difieren en tamaño y tipo de fibras musculares (Fig. 8-4).

	Unidad motora Pequeña *(contracción lenta)*	*Unidad motora Grande* *(contracción rápida)*
Tamaño de la motoneurona	Pequeña.	Grande.
Nº de fibras musculares	Relativamente pocas.	Muchas.
Tipo de fibras musculares	Rojas, pequeñas, de contracción lenta. Oxidativas.	Pálidas, de mayor tamaño, de contracción rápida. Glicolíticas.
Capacidad contráctil	Poca fuerza contráctil.	Gran fuerza contráctil.
Resistencia a la fatiga	Resistentes a la fatiga.	Se fatigan con facilidad.
Umbral de activación	Bajo.	Alto (requieren más despolarización).

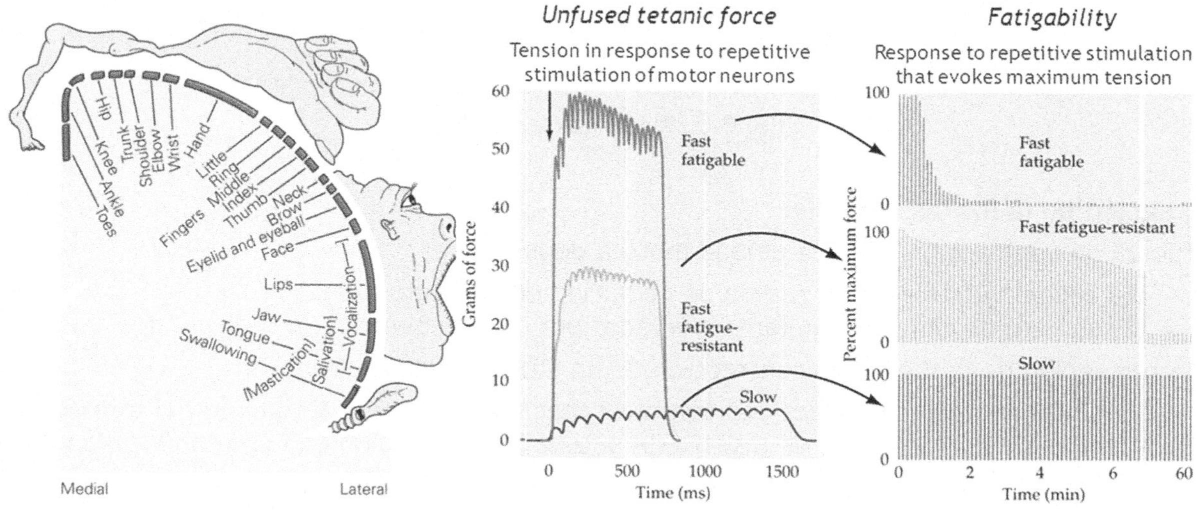

Fig 8-3. Tomada de [1].　　　　**Fig 8-4.** Modificada de [6].

Las unidades motoras intermedias (o rápidas-resistentes a fatiga) tienen características intermedias.

Reclutamiento de unidades motoras

La cantidad de unidades motoras activas en cada momento modifica la cantidad de fuerza producida por un músculo.

Las unidades motoras pequeñas están tónicamente activas durante movimientos que requieren esfuerzo sostenido.

Las unidades motoras rápidas grandes sólo alcanzan su umbral cuando se realizan movimientos rápidos que requieren gran fuerza contráctil.

Primero se reclutan unidades lentas (bajo umbral); luego rápidas y resistentes a la fatiga (intermedias); por último, con los niveles máximos de actividad, unidades rápidas y fatigables. Esta relación sistemática se conoce como "principio del tamaño" (Fig. 8-5).

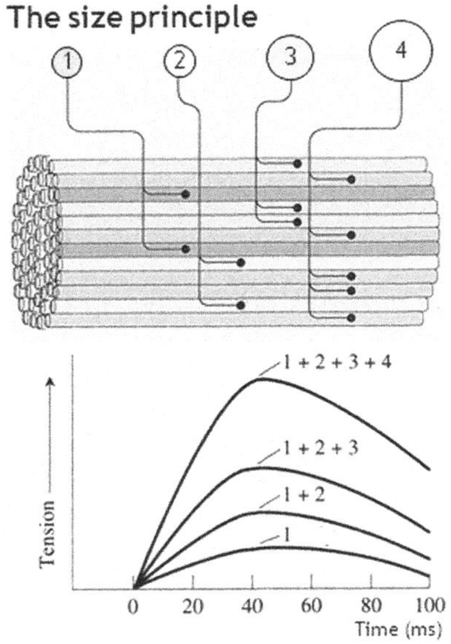

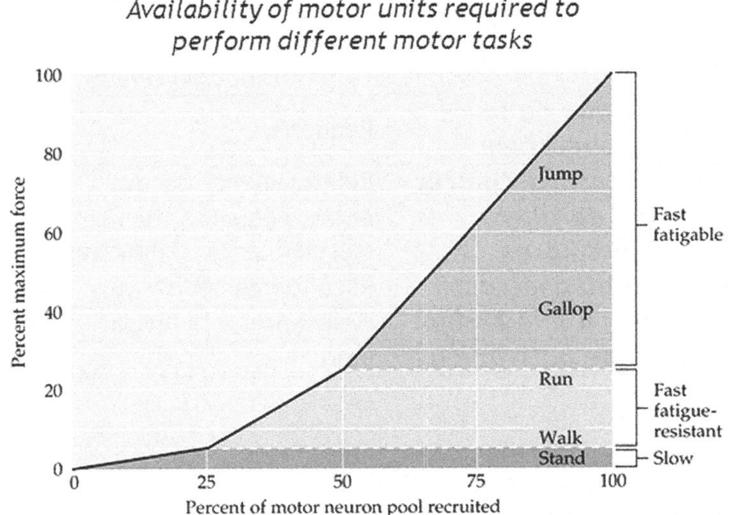

Fig 8-5. Modificada de [6].

Regulación de la fuerza muscular

La fuerza de contracción en cada unidad motora depende de:

- La capacidad de generar fuerza de cada tipo de fibra muscular.
- El número de fibras musculares inervadas por la motoneurona.

En la regulación de la fuerza de contracción de un músculo intervienen:

- Reclutamiento de unidades con distinta capacidad contráctil (principio del tamaño).
- Control de la frecuencia de disparo de potenciales de acción en la motoneurona y en el músculo, lo que genera la contracción muscular.
- Activación asincrónica de diferentes unidades motoras para evitar la fatiga.

Conceptos para repaso y reflexión:

- Control de la contracción muscular por la actividad eléctrica de las motoneuronas.
- Propiedades eléctricas de las neuronas según su tamaño.

CIRCUITOS LOCALES REFLEJOS

Todos los circuitos locales (Fig. 8-6) tienen tres elementos:

1. Una entrada, generalmente sensorial (aunque también se modulan mediante vías descendentes desde distintos niveles superiores).
2. Una salida: Las motoneuronas α que inervan a los músculos.
3. Interneuronas, excitadoras o inhibidoras, para el procesamiento de la información.

Un reflejo motor es una respuesta rápida y estereotipada a un estímulo sensorial particular que se controla por un circuito local sencillo.

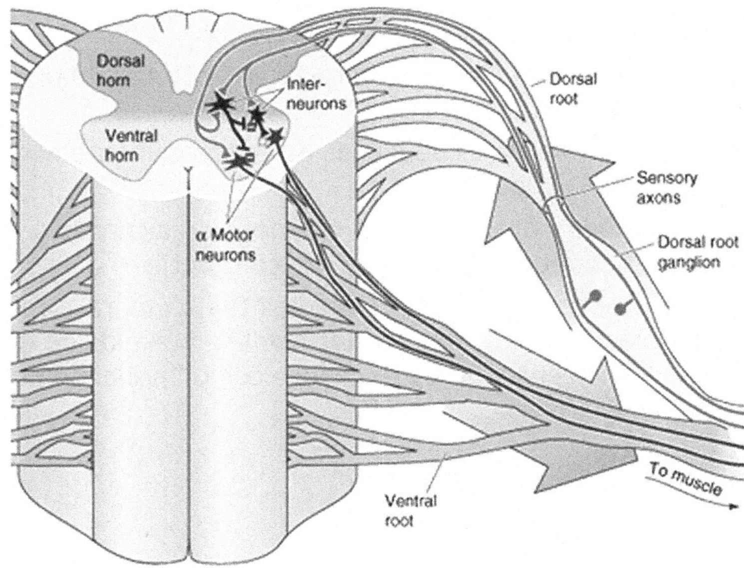

Fig 8-6. Tomada de [1].

Receptores sensoriales propioceptivos

Una importante entrada sensorial en cualquier circuito local reflejo es la procedente de los receptores propioceptivos (Fig. 8-7):

Huso neuromuscular:

Se encuentra en casi todos los músculos estriados. Presentan 4-8 fibras musculares rodeadas de una cápsula de tejido conectivo. La neurona sensorial tiene un axón mielínico del tipo Ia.

Su función principal es proporcionar información acerca de la longitud del músculo.

La densidad de husos musculares varía. Los músculos grandes que generan movimientos groseros tienen baja densidad de husos. Por el contrario, los músculos extraoculares y los intrínsecos de la mano y cuello, que organizan movimientos finos, poseen muchos husos musculares.

Órgano tendinoso de Golgi:

Son mecanoceptores de bajo umbral de los tendones. Informan de cambios en la tensión o fuerza que genera un músculo al contraerse a partir del estiramiento del tendón. La neurona sensorial tiene un axón mielínico de tipo Ib.

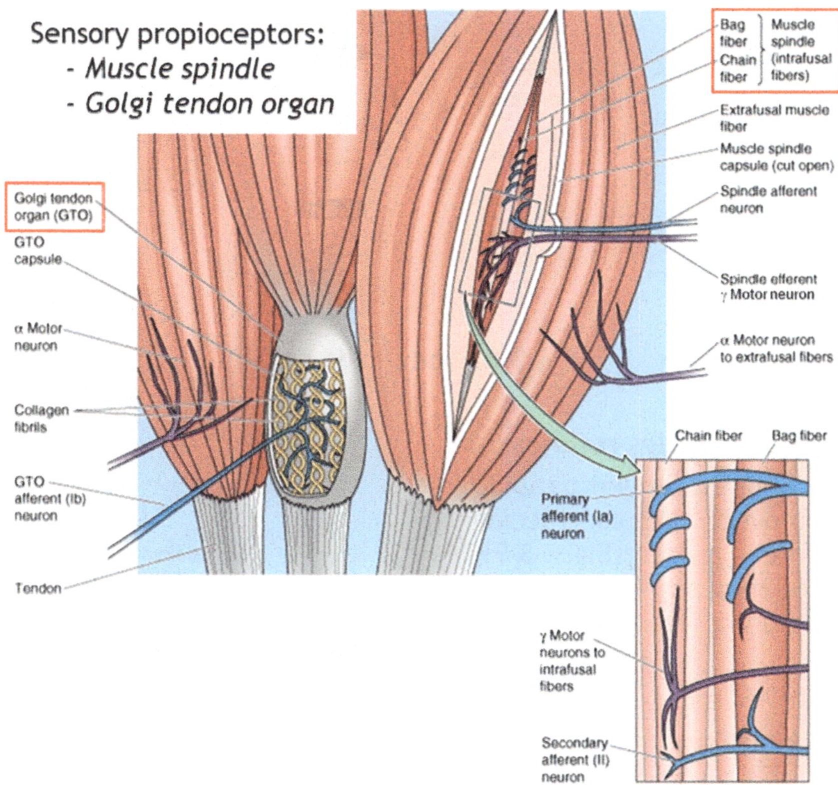

Fig 8-7. Modificada de [1].

Para medir la longitud del músculo, el huso neuromuscular requiere el concurso de neuronas sensoriales y motoras (Fig. 8-8).

- Las motoneuronas α estimulan a la fibra extrafusal → contracción muscular.
- Las neuronas sensoriales detectan la disminución de longitud (huso destensado), bajando su actividad.
- Las motoneuronas γ hacen que las fibras intrafusales se contraigan en paralelo a las extrafusales.
- El huso vuelve a adquirir tensión y la misma longitud que las fibras extrafusales. Puede volver a detectar un cambio (de subida o disminución de longitud).

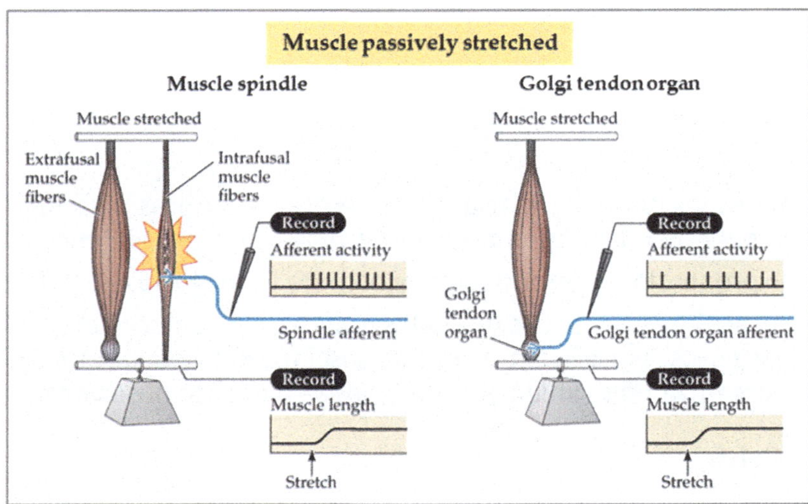

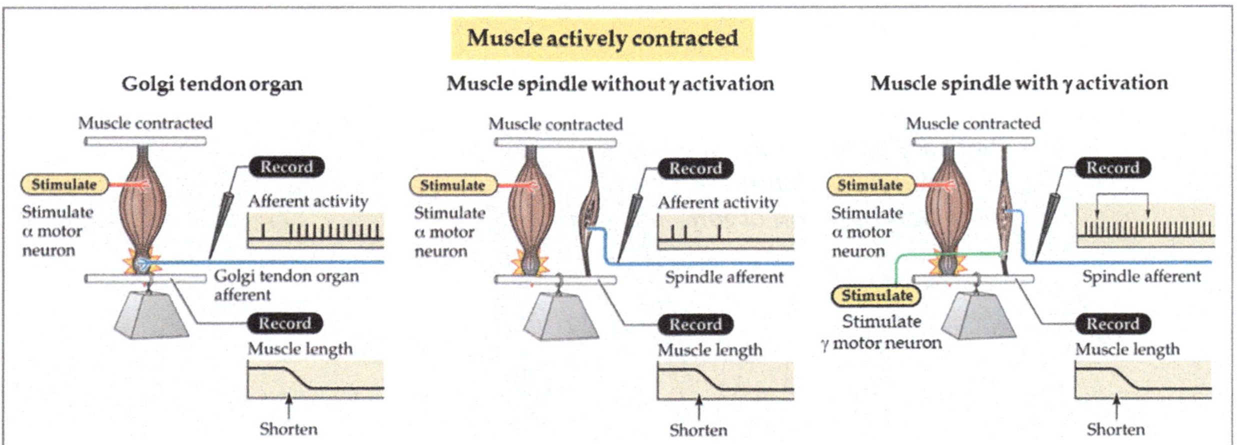

Fig 8-8. Modificada de [7].

Ejemplos de circuitos locales reflejos

Reflejo miotático. El estiramiento rápido de un músculo provoca una contracción refleja igualmente rápida (Fig. 8-9). Ejemplos: Estiramiento pasivo provocado por el impacto de un objeto o por la gravedad.

Estructura de este reflejo:

- Entrada sensorial: Estiramiento detectado por el huso neuromuscular.
- Circuito local en la médula espinal:
  o Activación directa de motoneuronas que contraen al mismo músculo.
  o Activación de interneuronas que inhiben a las motoneuronas que contraen al músculo antagonista.
- Salida motora: El músculo antagonista se relaja permitiendo la contracción del músculo que experimentó el estiramiento inicial.

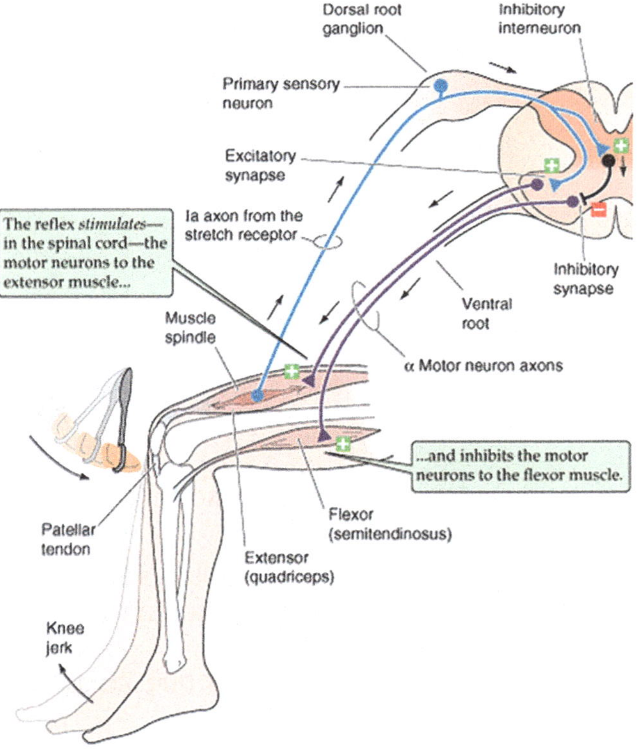

Fig 8-9. Tomada de [1].

Funciones de este reflejo:

- Control constante de la longitud de cada músculo.
- Coordinación de las longitudes relativas de músculos antagonistas.
- Mantenimiento del tono muscular (en respuesta al estiramiento por gravedad).

Reflejo miotático inverso. La contracción de un músculo provoca un reflejo que se le opone. (Fig. 8-10)

Estructura de este reflejo:

- Entrada sensorial: Contracción detectada por el órgano tendinoso de Golgi.
- Circuito local en la médula espinal:
  o Activación, directa o mediada por interneuronas, de motoneuronas que contraen al músculo antagonista.
  o Activación de interneuronas que inhiben a las motoneuronas que contraen al musculo que inició la contracción.
- Salida motora: Se relaja el músculo que estaba contraído y se contrae su antagonista.

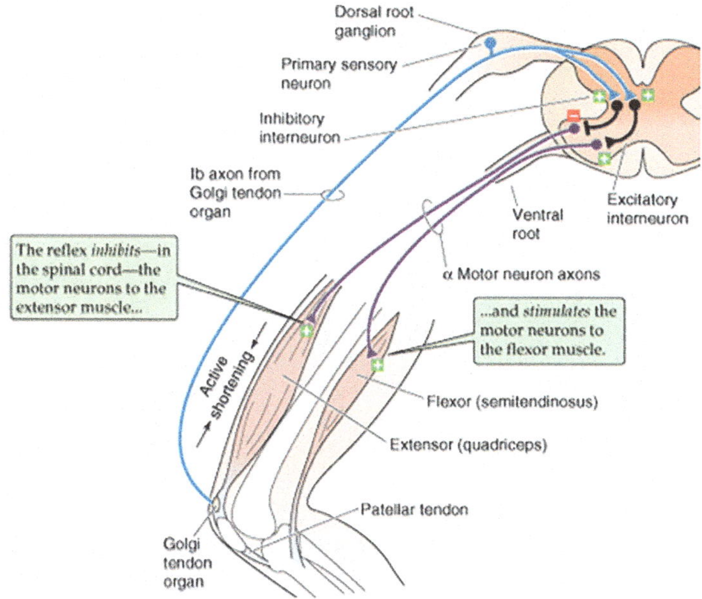

Fig 8-10. Tomada de [1].

Funciones de este reflejo:

- Control (retroalimentación negativa) de la fuerza de contracción.
- Coordinación de la contracción de músculos antagonistas.
- Control de la posición de las articulaciones.

Reflejos de flexión y extensión cruzada. La estimulación de receptores diferentes a los propioceptores (no necesariamente nociceptores) puede provocar reflejos complejos. Ejemplos: Estamos caminando y hay una rampa inesperada. Estamos caminando y pisamos un objeto punzante (Fig. 8-11).

Estructura de este reflejo:

- Entrada sensorial: Mecanoceptores o nociceptores de la piel o tejido conectivo.
- Circuito local en la médula espinal:
  o Activación de interneuronas ipsilaterales que activan a las motoneuronas del músculo flexor y otras que inhiben a las del músculo extensor.
  o Activación de interneuronas contralaterales que inhiben a las motoneuronas del músculo flexor y otras que activan a las del músculo extensor.
- Salida motora:
  o Se flexiona la pierna que recibe el estímulo (táctil o doloroso), activando a los flexores e inhibiendo a los extensores.
  o Se extiende la otra pierna, activando a los extensores e inhibiendo a los flexores.

Funciones de este reflejo:

- Control de la postura en respuesta a estímulos.
- Coordinación de las contracciones-relajaciones de los músculos de las dos extremidades.

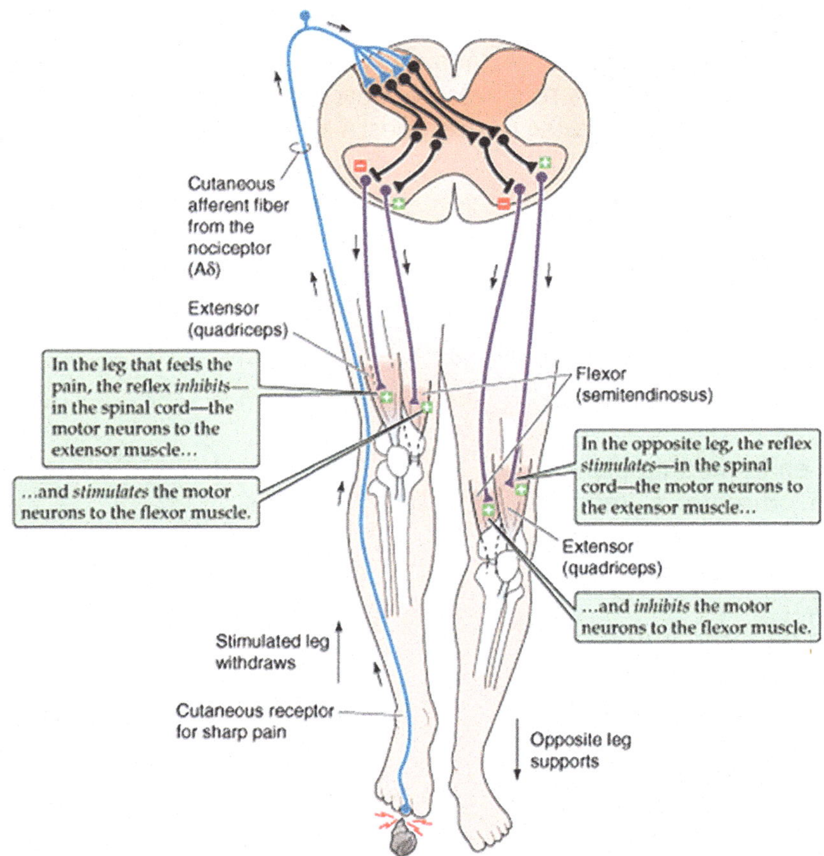

Fig 8-11. Tomada de [1].

CIRCUITOS CENTRALES GENERADORES DE PATRONES

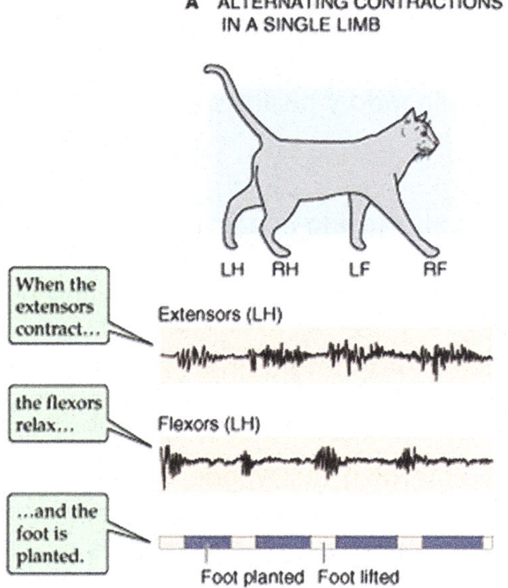

Circuitos que subyacen a muchas de las actividades motoras rítmicas: andar, nadar, rascarse, etc. Se encuentran en la médula espinal o en el troncoencéfalo (ej.: control de la respiración).

Coordinan información proveniente de múltiples vías y actúan sobre muchos músculos, que se contraen o relajan en una determinada fase del ciclo (Fig. 8-12). La acción rítmica puede ocurrir de forma ipsilateral (ej.: la rodilla se flexiona y extiende en cada paso), o contralateral (ej.: coordinación del movimiento de las dos piernas).

Fig. 8-12. Tomada de [1].

En el modelo más sencillo de este tipo de circuito (Fig. 8-13) la señal que inicia el movimiento (descendente de centros superiores o por aferencias sensoriales) puede hacerlo activando bien al músculo flexor o al extensor antagonista. En caso de iniciarse con el extensor:

- Una interneurona excitatoria activa a la motoneurona del extensor.
- Esa misma interneurona activa a una interneurona que inhibe a la motoneurona del músculo antagónico (flexor).

Toda neurona se adapta (disminuye su frecuencia de disparo con el tiempo, aunque sea levemente). Cuando esta adaptación ocurre en el circuito que activa a la motoneurona del extensor, aumenta la actividad de la motoneurona del flexor, y el proceso se repite.

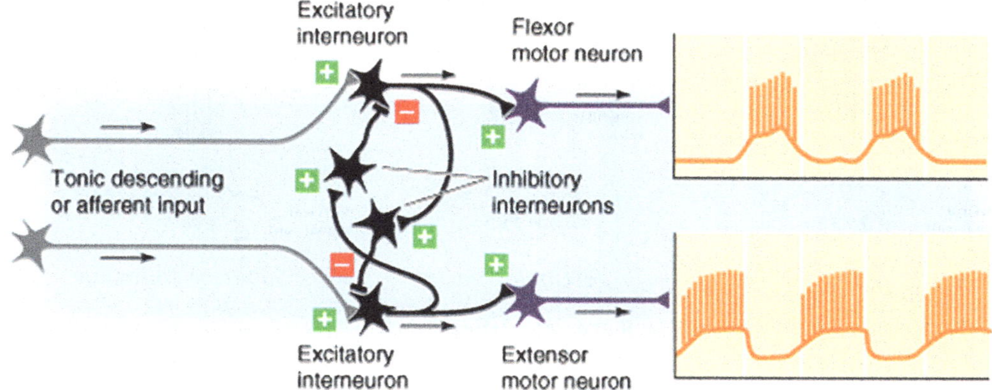

Fig 8-13. Tomada de [1].

NIVELES SUPERIORES DE CONTROL MOTOR

Los niveles superiores de control pueden encontrarse en el troncoencéfalo y en las cortezas motoras (Fig. 8-2). Dos sistemas adicionales, el cerebelo y los ganglios basales (Fig. 8-2), ejercen control sobre los centros motores troncoencefálicos y corticales.

CONTROL MOTOR EJERCIDO POR EL TRONCO DEL ENCÉFALO

Tres sistemas troncoencefálicos tienen funciones de control motor (Figs. 8-14).

Mantenimiento de la postura y el equilibrio

Formación reticular. Las neuronas motoras de esta formación conectan con las porciones mediales de la médula espinal. Controlan a circuitos locales que coordinan los músculos axiales y proximales de las extremidades.

- *Función:* Inician ajustes que estabilizan la postura durante movimientos que están en marcha.

Núcleos vestibulares. Reciben información sensorial del sistema vestibular. Controlan a circuitos locales que coordinan músculos axiales, músculos proximales de las extremidades y músculos oculares.

- *Funciones:* Ajustes en la postura y el equilibrio en respuesta a la información sensorial del sistema vestibular. Movimientos oculares que mantienen la fijación de la mirada mientras la cabeza se mueve.

Colículo superior. Controla a circuitos locales que coordinan la musculatura axial del cuello y de músculos extraoculares.

- *Función:* Generación de movimientos de orientación de cabeza y ojos.

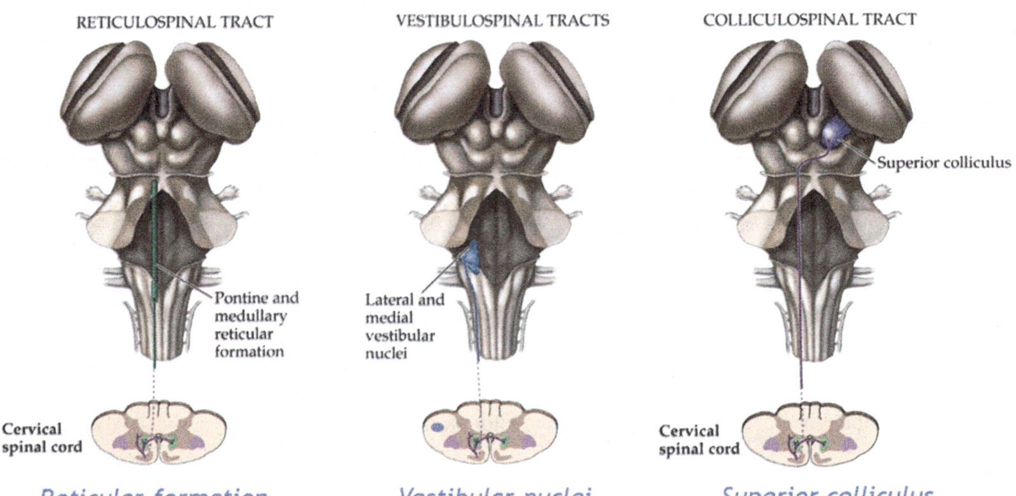

Fig 8-14. Modificada de [6].

CONTROL MOTOR EJERCIDO POR LA CORTEZA CEREBRAL

Las motoneuronas superiores en la corteza cerebral son las responsables de la planificación y la iniciación de secuencias temporales complejas de movimientos voluntarios. El mapa de control motor representa programas motores (Fig. 8-3).

Vías corticoespinales

Las motoneuronas superiores en la corteza motora envían información a circuitos de la médula espinal por dos vías (8-15):

1. Proyecciones directas a circuitos locales de la médula espinal (o troncoencéfalo).
2. Proyecciones indirectas, con relevo en centros del troncoencéfalo que proyectan hacia la médula espinal.
   Aquí el troncoencéfalo funciona como un nivel intermedio de control.

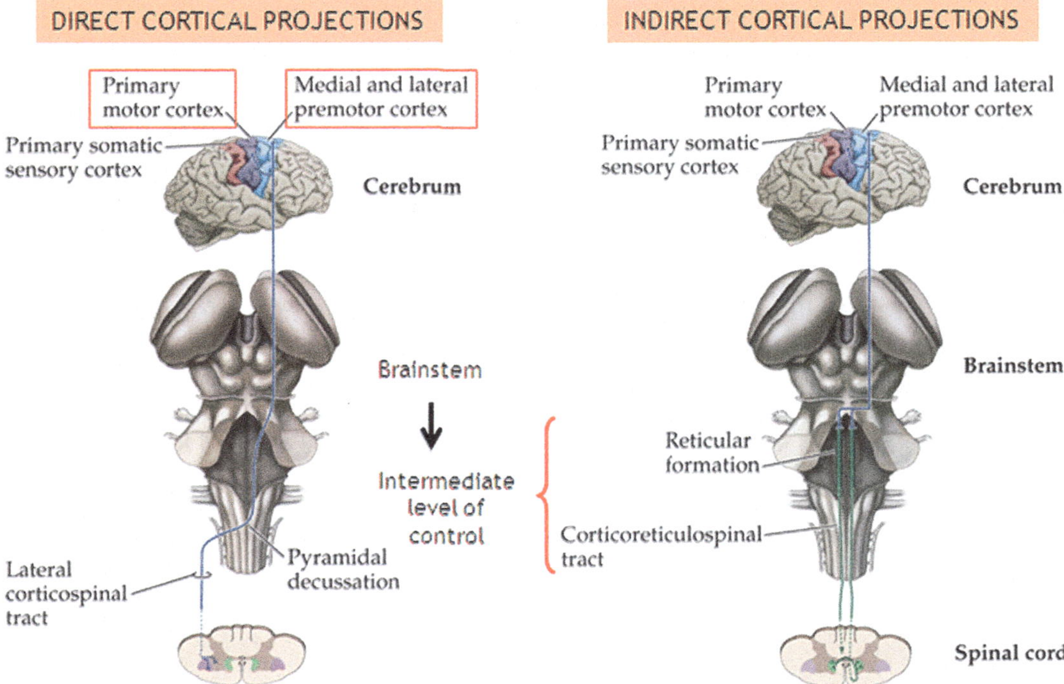

Fig 8-15. Modificada de [6].

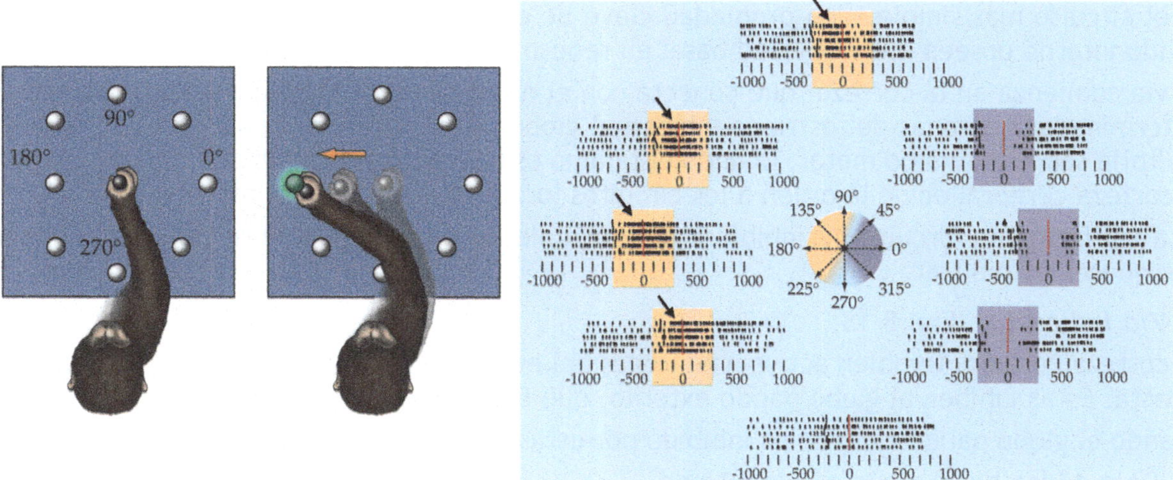

Fig 8-16. Modificada de [8].

Córtex motor primario

Controla la ejecución del movimiento.

La actividad de las neuronas motoras primarias controla la magnitud y dirección del movimiento (Fig. 8-16). Las neuronas del córtex motor primario tienen una "dirección preferente" (campo motor *ON*: un aumento de actividad implica movimiento en esa dirección), y una "dirección desfavorecida" (campo motor *OFF*: una bajada de actividad implica movimiento en sentido contrario).

Las neuronas del córtex motor primario tienen actividad anticipatoria (flechas en Fig. 8-16)

Córtex premotor

Codifica la intención de realizar un movimiento y la selección de movimientos en respuesta a estímulos externos o internos. Tiene funciones de corteza de asociación sensorio-motriz.

Muchas de sus células también disparan con mayor intensidad cuando se van a realizar movimientos en una dirección específica (*ON*) y se inhiben cuando van a realizarse en la dirección opuesta (*OFF*).

Tanto en el córtex motor primario como en el premotor, muchas neuronas participan en cada movimiento, cada una con su dirección preferente (*ON*) y la opuesta (*OFF*). El movimiento final se codifica de forma "asamblearia".

CONTROL MOTOR EJERCIDO POR LOS GANGLIOS BASALES

Los ganglios basales son uno de los dos sistemas que regulan a los niveles superiores de control motor (cortezas motoras). Están constituidos por:

- Estriado: núcleos caudado y putamen.
- Globo pálido.

El sistema completo incluye al núcleo subtalámico y la sustancia negra.

- *Función*: Control del inicio y finalización del movimiento.

Circuitos funcionales en los ganglios basales

Tres circuitos funcionan de forma jerárquica en los ganglios basales, cuya misión es seleccionar el programa motor más eficaz para realizar una determinada acción.

1. *Vía directa.* (Fig. 8-17)

Es el circuito más simple. Una propiedad clave de este circuito es que las neuronas del globo pálido interno poseen una actividad basal en reposo que inhibe al tálamo.

La vía comienza en la corteza, que conecta con el estriado (caudado y putamen), activándolo. Determinadas neuronas del estriado inhiben al globo pálido interno, frenando su actividad inhibitoria sobre el tálamo motor. Cuando el tálamo es liberado de la inhibición, promociona que la corteza cerebral envíe la orden a los circuitos locales que generan el movimiento.

Esta vía forma un circuito desinhibidor del movimiento. Promociona el inicio del movimiento que queremos realizar.

2. *Vía indirecta.* (Fig. 8-18)

La corteza cerebral también activa a neuronas del estriado diferentes a las implicadas en la vía directa. Éstas inhiben al globo pálido externo, que también está tónicamente activo.

Cuando el globo pálido externo es inhibido por estas neuronas estriatales:

- Deja de inhibir al globo pálido interno.
- Deja de inhibir al núcleo subtalámico, que activará entonces al globo pálido interno.
- Estas dos acciones se suman y se impide la realización de los movimientos que no queremos realizar.

Es decir, esta vía se comporta como circuito que frena la puesta en marcha de la vía directa y por tanto desfavorece que la corteza inicie movimientos indeseados.

3. *Regulación de las vías directa e indirecta por la sustancia negra* (Fig. 8-18)

Un tercer nivel de regulación se lleva a cabo por la sustancia negra pars compacta (SNpc). La dopamina que producen sus neuronas puede actuar como un neurotransmisor activador o inhibidor en función del receptor presente en la neurona postsináptica del estriado.

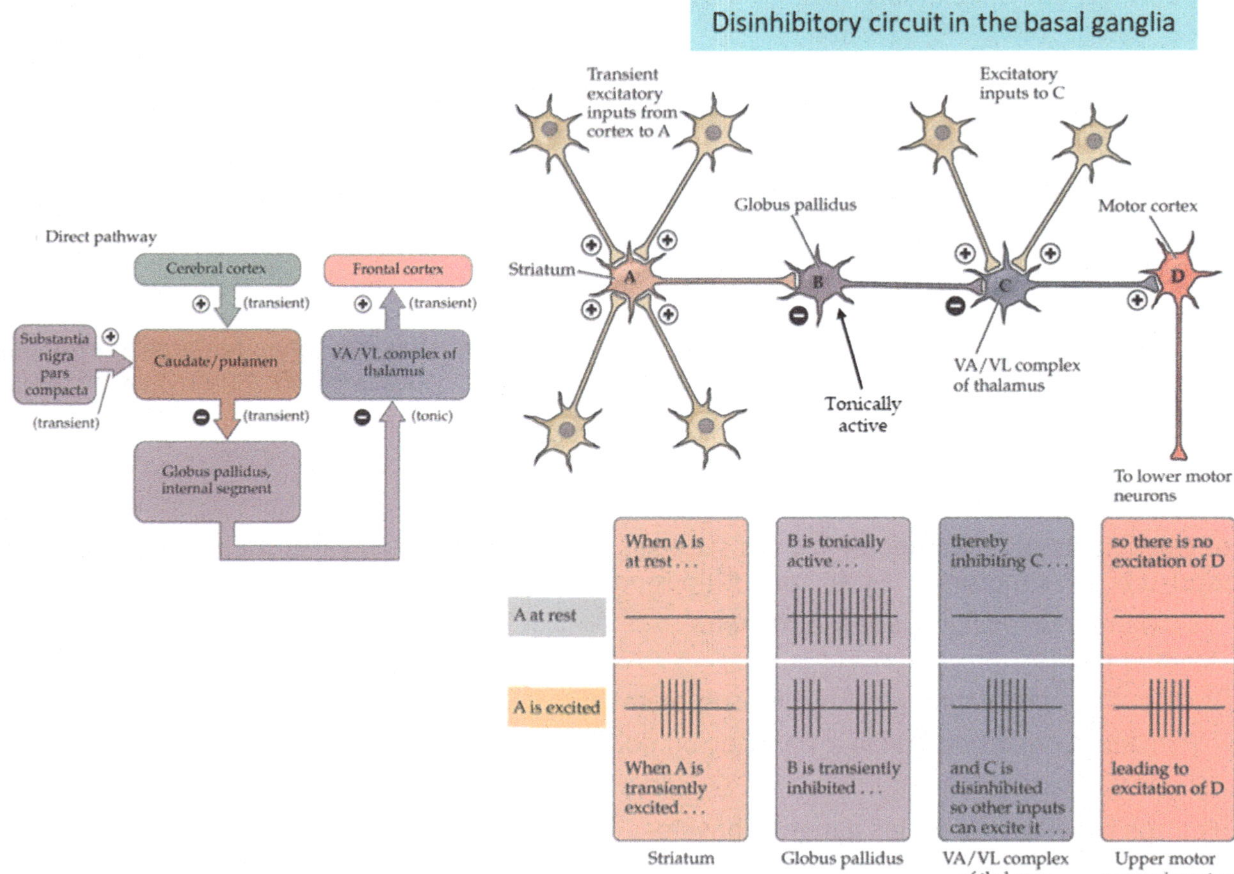

Fig 8-17. Modificada de [7].

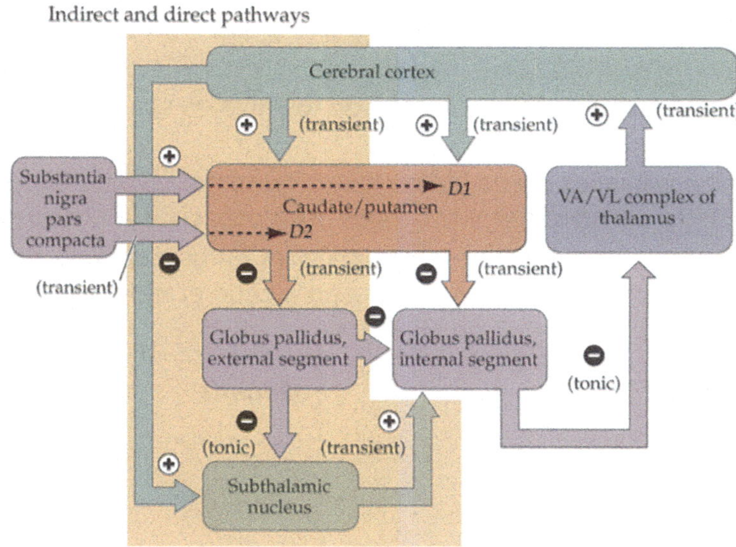

Fig 8-18. Modificada de [7].

Los terminales dopaminérgicos de la SNpc:

- Activan a las neuronas estriatales que tienen receptores D1 para la dopamina. Éstas son las que participan en la vía directa.
- Inhiben a las neuronas estriatales que tienen receptores D2 para la dopamina. Éstas son las que participan en la vía indirecta.

Así, la sustancia negra pars compacta activa a la vía directa (efecto sinérgico) y se opne a la indirecta (efecto antagónico). Ambos efectos ayudan a ejecutar el movimiento deseado.

Alteraciones funcionales en el circuito de los ganglios basales

En la enfermedad de Parkinson degeneran las neuronas dopaminérgicas nigroestriatales.

En los pacientes con enfermedad de Huntington degeneran las neuronas estriatales (caudado y putamen) que conectan con el segmento externo del globo pálido.

En la figura 8-19 se describen las consecuencias funcionales de estas alteraciones en los ganglios basales en cuanto a la iniciación y finalización del movimiento.

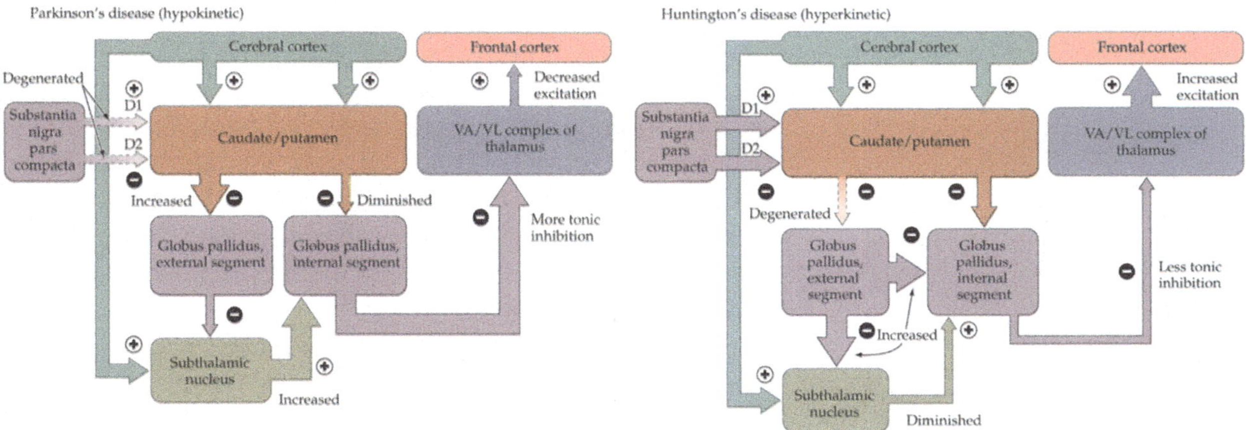

Fig 8-19. Tomada de [7].

<u>*Conceptos para búsqueda y reflexión*</u>:

- Síntomas motores de las enfermedades de Parkinson y Huntington, y deducir su origen a partir de los esquemas de la figura 8-19.
- Funciones no motoras de los ganglios basales.

Control Motor Ejercido por el Cerebelo

El cerebelo es otro sistema de regulación de los niveles superiores de control motor (cortezas motoras o troncoencéfalo; Fig. 8-2).

El cerebelo recibe entradas desde las cortezas (motoras, somatosensoriales, visuales de asociación, etc.), el sistema vestibular y neuronas propioceptivas medulares (Fig. 8-20).

Sus salidas conectan con motoneuronas superiores en la corteza y troncoencéfalo. No controla directamente a los circuitos locales que llevan a cabo el movimiento.

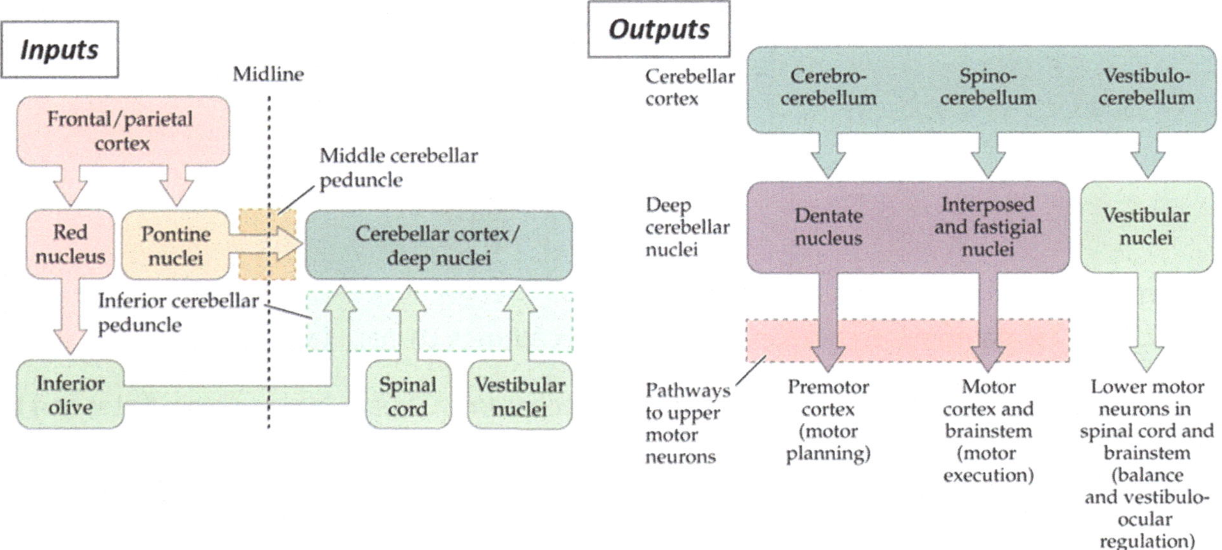

Fig. 8-20. Tomada de [7].

Funciones motoras del cerebelo

El tipo de control que ejerce el cerebelo sobre los movimientos que se están ejecutando se define como "control anticipativo adaptativo".

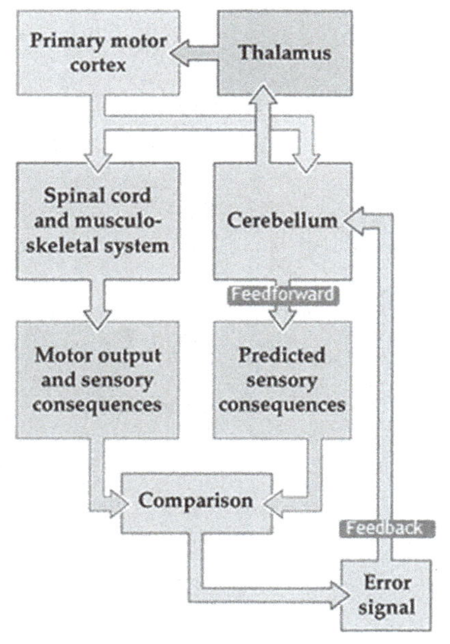

Es anticipativo (*"feedforward"*) porque las predicciones de la información sensorial que "debe recibir" si el programa motor se está ejecutando correctamente son comparadas en tiempo real con la información sensorial que está recibiendo. Es adaptativo porque el sistema de control se optimiza mediante el aprendizaje. Cuando en la comparación se detecta una diferencia (error) entonces se pone en marcha una retroalimentación (*"feedback"*) que ajusta el sistema (Fig. 8-21).

Mediante la combinación de prealimentación y retroalimentación, el cerebelo realiza las siguientes funciones motoras generales:

1. Aprendizaje motor: el cerebelo es quien crea en primera instancia los programas motores.
2. Coordinación de movimientos en marcha: detección y corrección de errores.
3. Regulación de la postura y equilibrio.

Fig. 8-21. Tomada de [8].

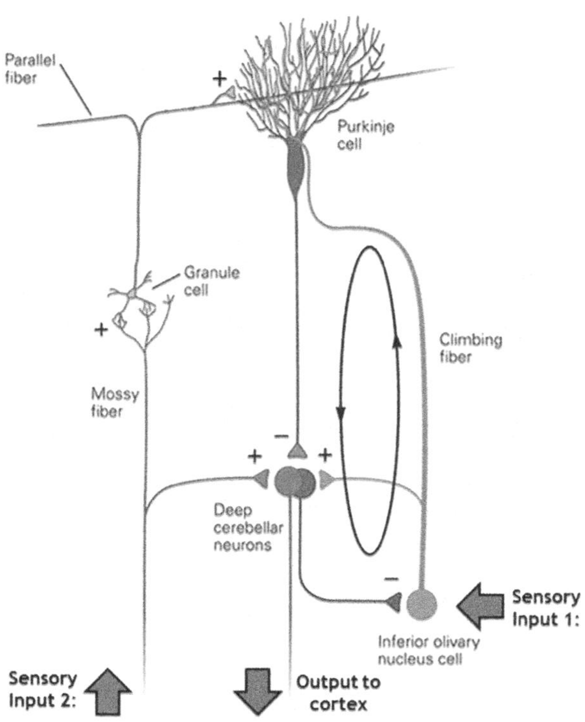

Fig 8-22. Modificada de [4].

Circuitos del cerebelo

Las neuronas de Purkinje son el destino final de las aferencias hacia la corteza cerebelosa (Fig. 8-22).

Hay dos entradas a las neuronas de Purkinje del cerebelo:

1. Las neuronas de la oliva inferior (aferencia 1) activan directamente a las de Purkinje (mediante sus fibras, llamadas trepadoras). Cada neurona de Purkinje recibe la entrada de una única fibra trepadora.

2. Las fibras musgosas (aferencia 2) contactan con las células de los granos, y éstas con las de Purkinje mediante un axón en forma de T (fibras paralelas). Cada fibra paralela forma sinapsis excitadoras con las espinas dendríticas de muchas células de Purkinje. Cada neurona de Purkinje recibe la entrada excitatoria de muchas neuronas de los granos.

Las células de Purkinje (inhibitorias gabaérgicas) conectan con las de los núcleos profundos del cerebelo, que a su vez:

1. Inhiben a las neuronas de la oliva inferior.
2. Retroalimentan a las cortezas motoras (o motoneuronas troncoencefálicas superiores).

Mecanismo de control anticipativo adaptativo

Al núcleo de la oliva inferior llega información sensorial, tanto desde la periferia como desde las cortezas que organizan el programa motor, que es enviada a las neuronas de Purkinje (aferencia 1).

Mediante las fibras musgosas y las células de los granos las neuronas de Purkinje reciben (aferencia 2) una copia de la información sensorial que interviene en los circuitos locales motores (husos musculares, órgano tendinoso de Golgi...) que se están usando en el movimiento.

Los núcleos profundos del cerebelo reciben también ambas aferencias, y si no hay error, mantienen inhibidas a las neuronas de la oliva inferior. El árbol dendrítico de Purkinje recibe entradas excitatorias por las fibras paralelas, dependientes de la variada información sensorial sobre el movimiento, que se está ejecutando correctamente.

Si hay error (típicamente durante el aprendizaje de una nueva tarea motora), la activación de la oliva inferior produce una gran despolarización de todo el árbol dendrítico de la neurona de Purkinje. Esto origina un cambio (plasticidad) en las sinapsis de las fibras paralelas que habían informado del movimiento erróneo (justo antes de la activación de la fibra trepadora). Se detecta así a los circuitos locales "culpables" del error. Con la repetición del movimiento, se optimiza el circuito, se mejora la predicción, y se consigue realizar el programa motor sin errores.

Conceptos para búsqueda y reflexión:
- Funciones no motoras del cerebelo.

CAPÍTULO 9

FISIOLOGÍA DE LOS RITMOS BIOLÓGICOS

La organización de comportamientos adaptados a estímulos cambiantes se relaciona con la existencia de diversos estados de actividad neuronal. Algunos estados funcionales dependen de ritmos biológicos intrínsecos, mientras que otros se organizan en respuesta a estímulos concretos. Esta actividad variable del cerebro subyace a los estados de alerta, atención (alerta selectiva), reposo y sueño. La existencia de distintos estados cerebrales es una ventaja adaptativa al ajustar el gasto energético que supone un cerebro completamente activo.

EL RITMO CIRCADIANO

Ritmos biológicos circadianos: periodo ~24 horas. Ejemplos: sueño/vigilia; ciclos hormonales; ciclos de temperatura corporal.

Existe un "reloj" interno a nivel celular, basado en la regulación cíclica de la transcripción y traducción de varios genes. Este proceso es especialmente relevante en neuronas del núcleo supraquiasmático (SCN) del hipotálamo.

El reloj biológico se sincroniza con la luz ambiente, gracias a un grupo de células ganglionares fotosensibles de la retina que expresan melanopsina en su membrana (Fig. 9-1). Estas células son diferentes de las ganglionares conectadas al sistema de conos y bastones, y responden a la luz despolarizándose y disparando potenciales de acción.

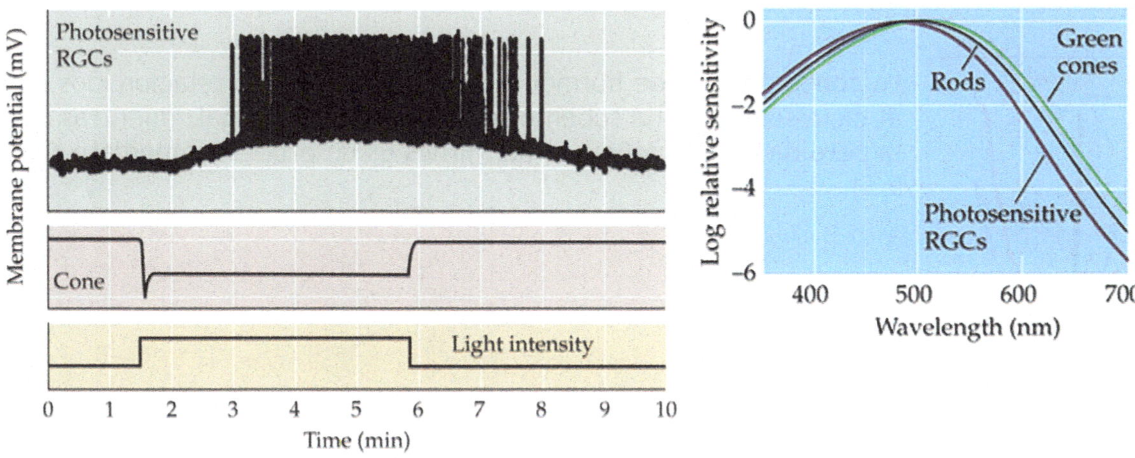

Fig. 9-1. Tomada de [7].

El SCN recibe información de las células ganglionares fotosensibles, y organiza una respuesta reguladora del ciclo sueño-vigilia que termina con la secreción de melatonina por la glándula pineal (Fig. 9-2A). La síntesis de melatonina aumenta al disminuir la luz ambiente y alcanza un máximo a las 2-4 de la mañana (Fig. 9-2B).

Hay receptores para melatonina en el SCN, lo que contribuye a reforzar el ritmo circadiano de estas neuronas (Fig. 9-2C).

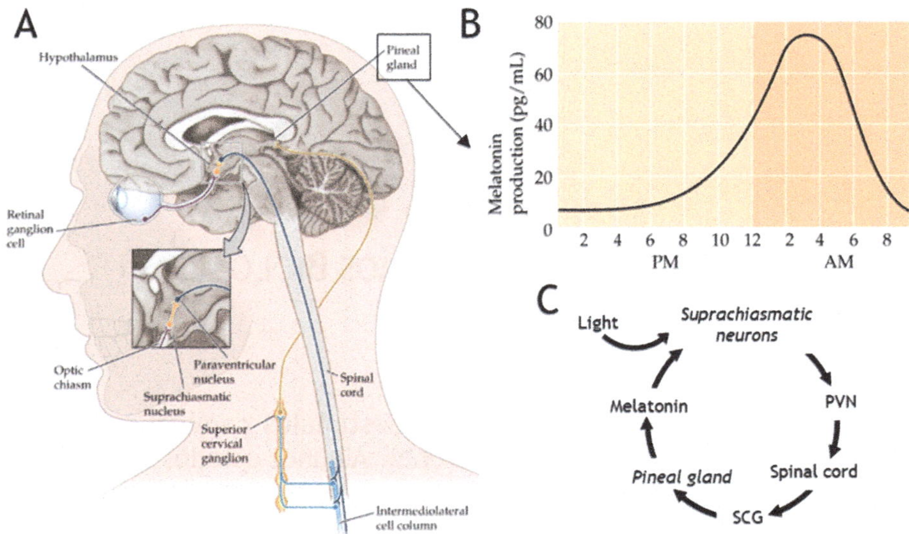

Fig. 9-2. Modificada de [7].

EL CICLO SUEÑO-VIGILIA

El sueño es un estado de suspensión de la conciencia, aunque no implica una disminución de la actividad cerebral. Los humanos adultos necesitan 7-8 horas de sueño. La privación de sueño origina un deterioro de la memoria y de las capacidades cognitivas. Si la privación persiste hay cambios del estado de ánimo y alucinaciones. También se afecta el sistema inmune.

Funciones del sueño

- Recuperar los niveles de glucógeno en el cerebro utilizados durante la vigilia.
- Disminuir la temperatura corporal por la noche, para reducir la pérdida de calor.
- Conservar la energía producida por el metabolismo al disminuir el consumo de oxígeno.
- Consolidar la memoria.

CIRCUITOS NEURALES REGULADORES DEL CICLO SUEÑO-VIGILIA

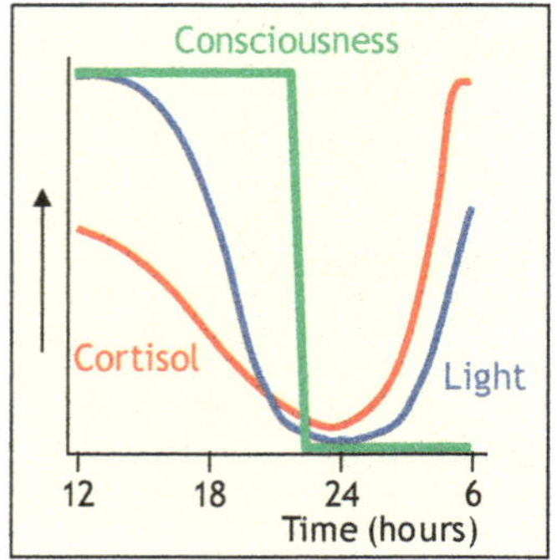

La concentración de hormonas y otros parámetros relacionados con el ciclo sueño-vigilia suben o bajan de forma gradual, mientras que la pérdida de conciencia al dormirnos es un proceso inmediato (Fig. 9-3).

Fig. 9-3.

En la regulación del ciclo sueño-vigilia intervienen las siguientes estructuras y neurotransmisores (Fig. 9-4):

- Formación reticular (RF); Acetilcolina.
- Locus coeruleus (LC); Noradrenalina
- Núcleos del rafe (RN); Serotonina.
- Área lateral hipotalámica (LHA); Orexina.
- N. preóptico ventrolateral (VLPO); GABA.
- Núcleo tuberomamilar (TMN); Histamina.

La activación de circuitos colinérgicos (RF), noradrenérgicos (LC), serotonérgicos (RN) e histaminérgico (TMN), potenciada por los orexinérgicos (LHA), induce el estado de vigilia.

La inhibición de los circuitos implicados en la vigilia por neuronas gabaérgicas del VLPO contribuye a iniciar el sueño.

A su vez, los circuitos implicados en la vigilia inhiben al VLPO.

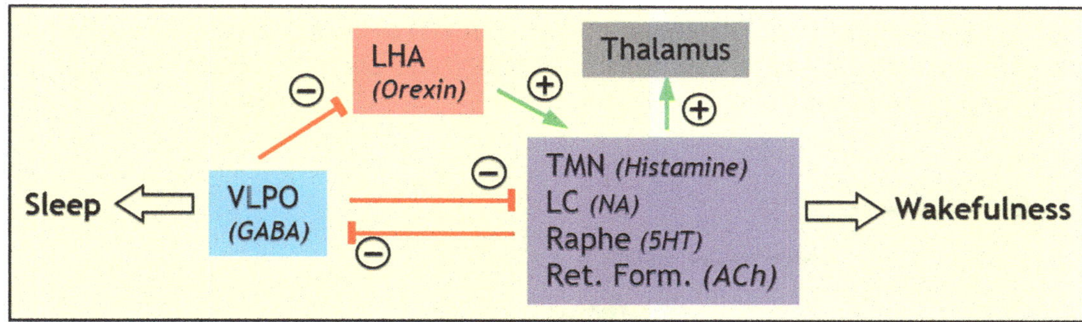

Fig. 9-4.

El resultado de estos circuitos es un proceso de doble inhibición que genera un "equilibrio inestable" (Fig. 9-5). Cuando domina el VLPO dormimos y cuando dominan los otros circuitos estamos despiertos.

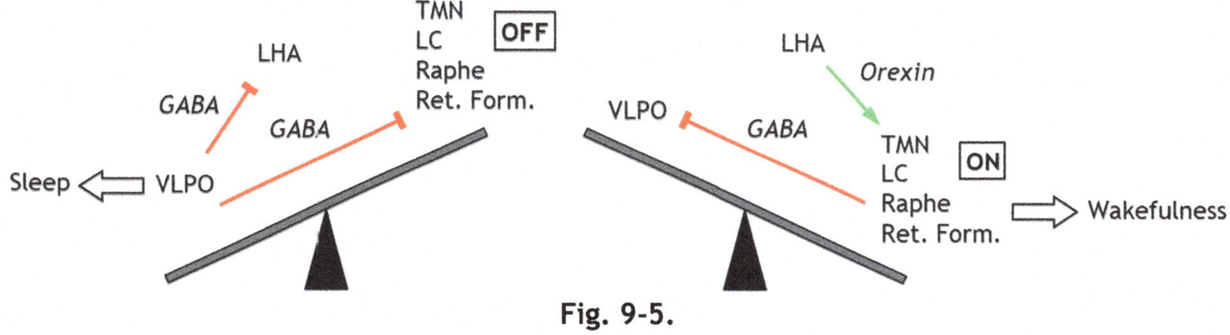

Fig. 9-5.

Para la regulación del ciclo sueño-vigilia por el ritmo circadiano, el SCN (mediante conexiones con otros núcleos hipotalámicos) inhibe al VLPO y activa al LC.

El Electroencefalograma (EEG)

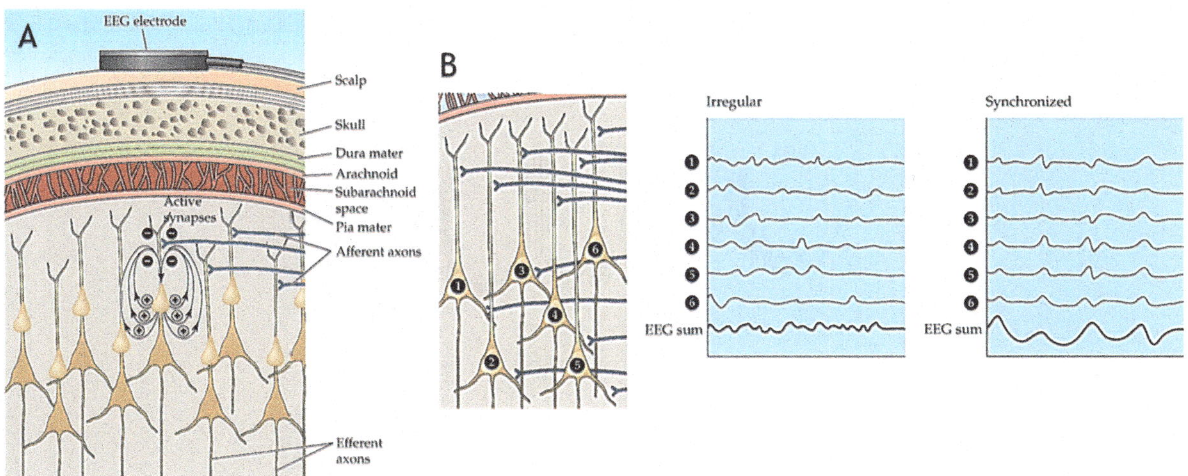

Fig. 9-6. Tomada de [7].

Es un registro extracelular de los cambios de voltaje generados por la actividad sináptica de neuronas de la corteza cerebral (Fig. 9-6A). Una señal del EEG de gran amplitud representa el disparo sincrónico de un conjunto de neuronas (Fig. 9-6B).

CICLOS ULTRADIANOS EN EL PERIODO DE SUEÑO

Hay dos fases generales en el sueño de los humanos (Fig. 9-7A):

1. Sueño REM. Con perfil electroencefalográfico (EEG) similar al estado de vigilia (actividad de alta frecuencia y baja amplitud). Caracterizado por inactividad muscular generalizada y la presencia de sueños oníricos.

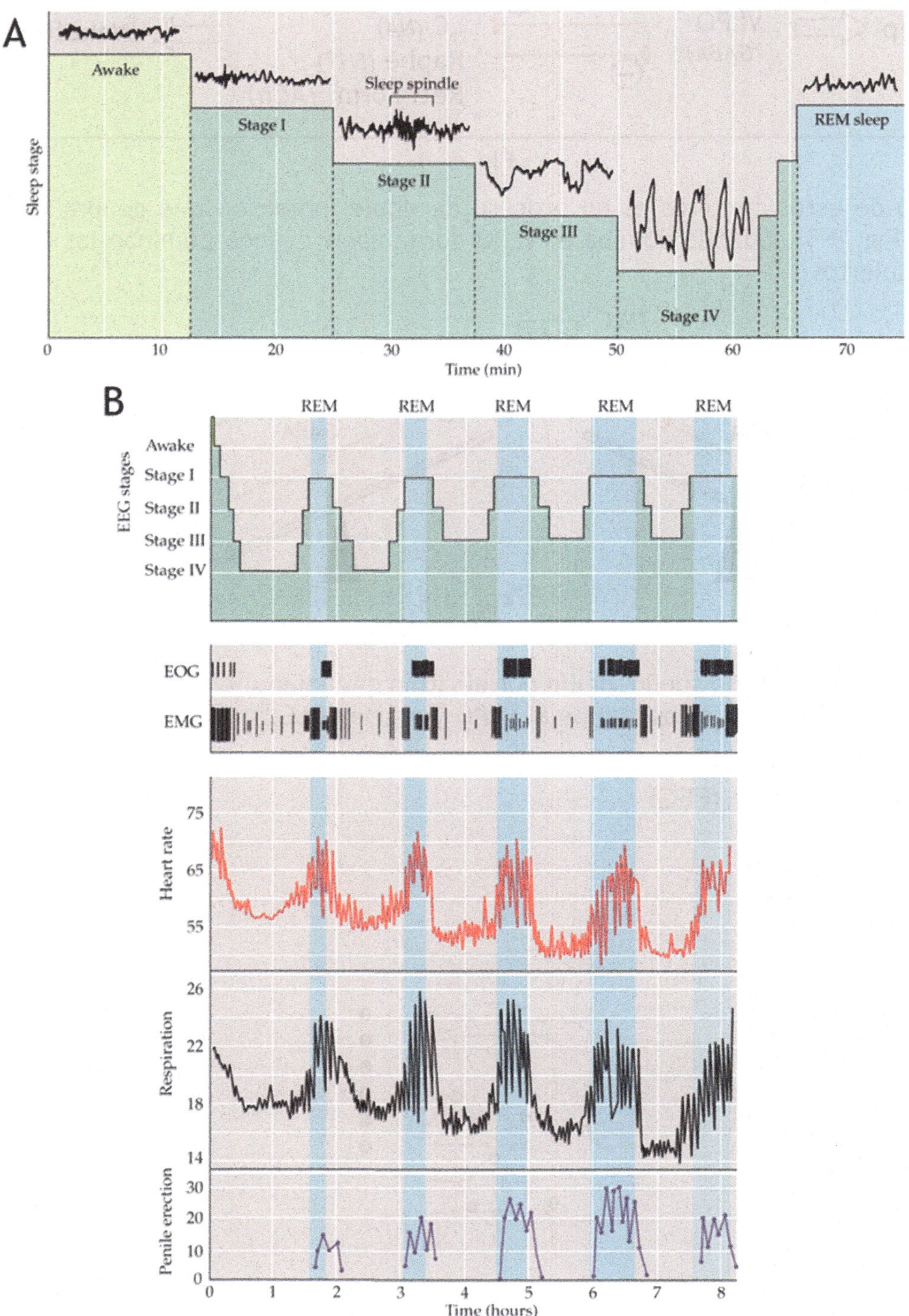

Fig. 9-7. Tomada de [7].

2. Sueño no-REM, con cuatro fases (I-IV). El EEG cambia a lo largo de estas fases a ondas de menor frecuencia y mayor amplitud a medida que pasamos de una fase a la siguiente. En el estadio II aparecen oscilaciones de alta frecuencia y corta duración llamadas "husos". A lo largo de las fases, el sueño se hace mas profundo y el umbral para despertar va aumentando. En el estadio IV predominan ondas lentas (0,5-4 Hz) de gran amplitud que caracterizan al sueño profundo del que es más difícil despertar.

Cambios fisiológicos durante las fases del sueño. (Fig. 9-7B)

Cambios fisiológicos en la fase no-REM.

- Movimientos oculares (EOG en Fig. 9-7B) lentos de rotación (sólo en fase I).
- Disminución del tono muscular y los movimientos corporales (EMG en Fig. 9-7B).
- Disminución de frecuencia cardíaca, respiración, presión arterial, índice metabólico y temperatura.

Cambios fisiológicos en la fase REM.

- Movimientos oculares rápidos y balísticos.
- Aumento de presión arterial, frecuencia cardíaca y metabolismo.
- Parálisis de muchos grupos musculares grandes (no del diafragma).
- Contracción de músculos pequeños en dedos de manos y pies, y en oído medio.
- Erección del pene.

Papel de las conexiones tálamo-corticales en el ciclo sueño-vigilia

Las neuronas talamocorticales reciben información de varios centros y proyectan a las células piramidales corticales. Una característica principal de estas neuronas es que presentan dos estados electrofisiológicos estables que dependen del potencial de membrana de la célula: un estado oscilador (descarga en brotes de 0,5-4 Hz; sueño), y uno tónico (vigilia) (Fig. 9-8A).

Durante la vigilia, la activación de las estructuras troncoencefálicas mantiene despolarizadas a las neuronas tálamocorticales, que presentan un disparo de potenciales de acción que transmite información a la corteza dependiendo de las diversas entradas sensoriales.

Durante el sueño, las neuronas tálamocorticales se hiperpolarizan por las conexiones gabaérgicas del nucleo reticular del tálamo, y entran en estado oscilador disparando brotes de potenciales de acción que las sincronizan con las neuronas corticales (Fig. 9-8B). De esta forma, la corteza se "desconecta" de las entradas sensoriales.

Conceptos para búsqueda y reflexión:

- ¿Ves alguna conexión entre la frecuencia de las odas del EEG en la fase IV del sueño y la frecuencia del estado oscilador de las neuronas talamo-corticales?

CONCIENCIA, ESTADO DE COMA Y RED NEURONAL POR DEFECTO

Los circuitos neuronales implicados en el cambio del estado de sueño a vigilia también lo están en los estados de alerta, que a nivel cortical se relacionan con el complejo concepto de conciencia. La existencia de una actividad neuronal implicada en procesos perceptivos, cognitivos y emotivos conscientes es objeto de intensa investigación experimental, dada su importancia para gestionar clínicamente a pacientes en estado de coma o estados vegetativos persistentes.

Otro estado de actividad cerebral de gran interés clínico es el que se origina en la "red neuronal por defecto", que implica a regiones concretas de las cortezas cingular, prefrontal medial y temporo-parietal, que presentan altos niveles de actividad cuando estamos en reposo, despiertos y conscientes, pero sin realizar una tarea cognitiva concreta.

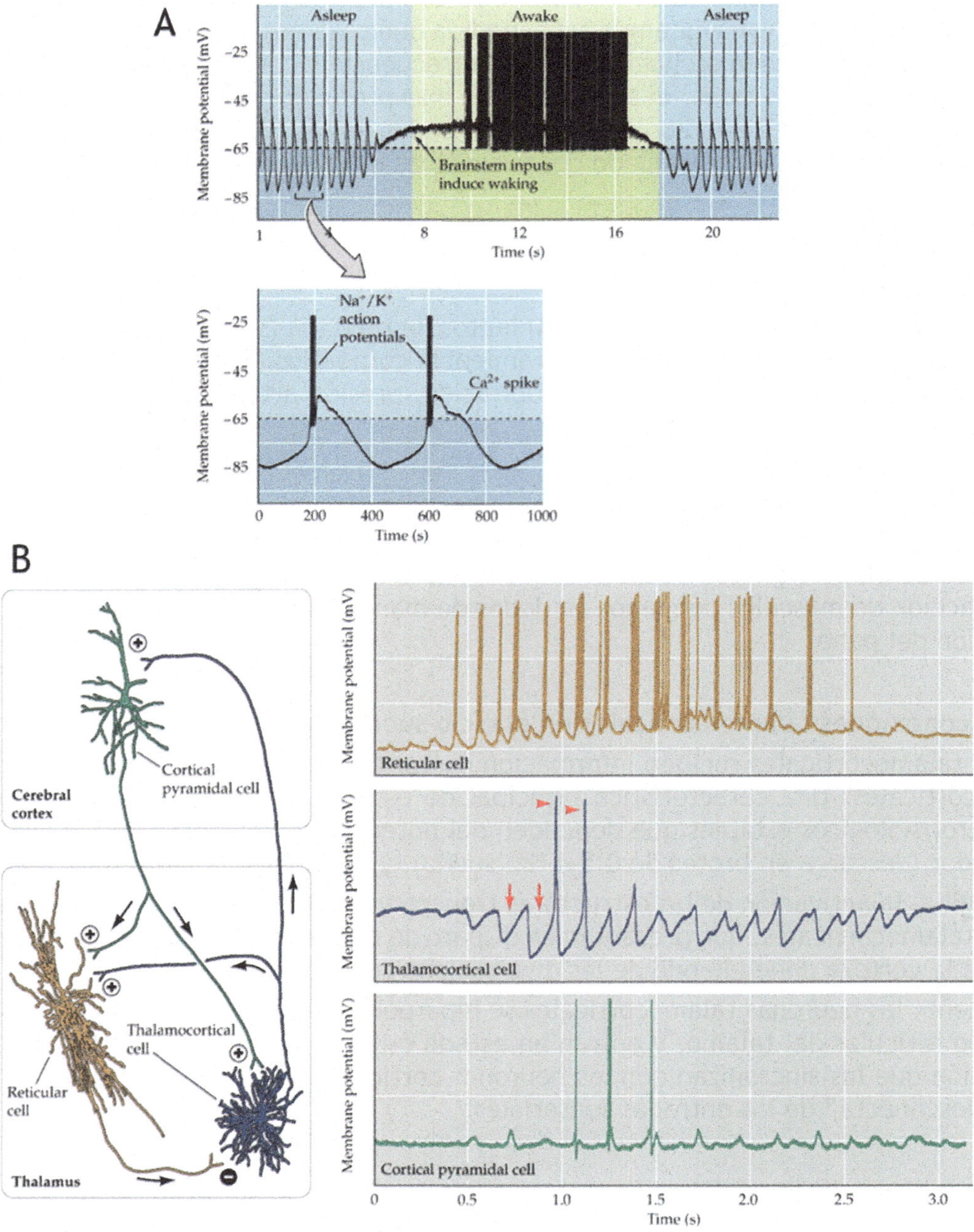

Fig. 9-8. Tomada de [7].

CAPÍTULO 10

FUNCIONES CEREBRALES COMPLEJAS

CORTEZAS DE ASOCIACIÓN

Constituyen la mayor parte de la corteza cerebral humana y subyacen a las capacidades cognitivas de nuestra especie (Fig. 10-1).

Funciones:

- Atención a estímulos complejos.
- Identificación de rasgos del estímulo.
- Reconocimiento de objetos.
- Planificación de respuestas apropiadas.
- Almacenamiento de información.

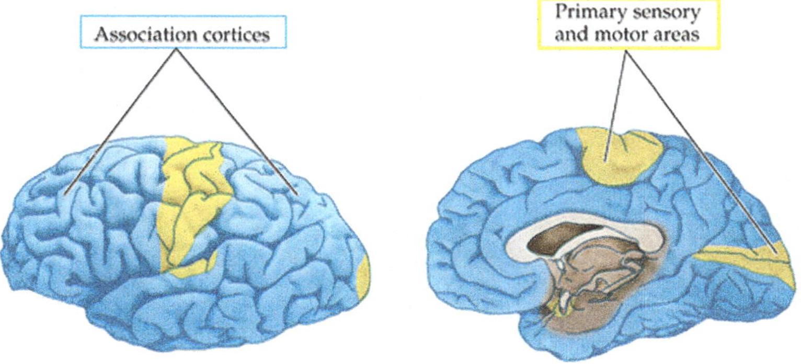

Fig. 10-1. Modificada de [7].

Muchas funciones se descubrieron estudiando el efecto de lesiones en regiones corticales:

- Parietal: Déficits de atención.
- Temporal: Déficits en reconocer, identificar y nombrar objetos (agnosias).
- Frontal: Déficits de planificación.

APRENDIZAJE Y MEMORIA

El aprendizaje es el proceso por el que el sistema nervioso adquiere nueva información y organiza cambios en el comportamiento del organismo. La memoria implica la codificación, almacenamiento y recuperación de la información aprendida.

El olvido es necesario para que haya aprendizaje y memorización de nueva información. La amnesia (olvido patológico) es la incapacidad para aprender información nueva (anterógrada) o de recuperar información adquirida (retrógrada).

Cualitativamente, tenemos dos Sistemas de Memoria (Fig. 10-2):

1. La memoria declarativa implica el almacenamiento y recuperación de material que está disponible para la conciencia y puede expresarse mediante el lenguaje. Ej.: recordar un número de teléfono, una canción o imágenes de un acontecimiento pasado.
2. La memoria no declarativa, o de procedimientos, implica habilidades y asociaciones que son, en su mayor parte, adquiridas y recuperadas a nivel inconsciente. Ej.: recordar cómo se canta una canción, cómo se inspecciona eficientemente una escena, cómo montar en bicicleta o cómo se realizan asociaciones entre eventos pasados.

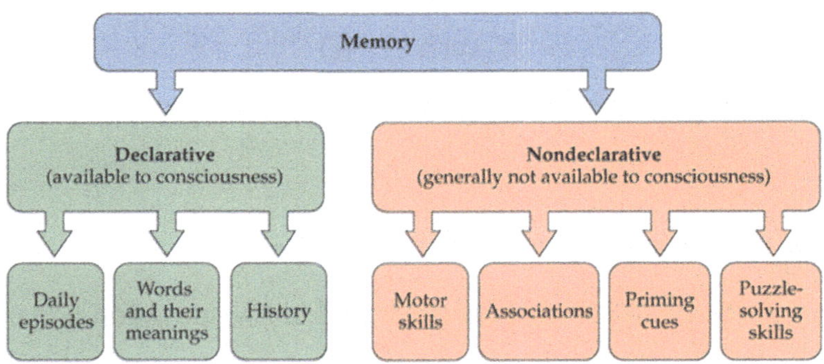

Fig. 10-2. Tomada de [7].

Temporalmente distinguimos (Fig. 10-3):

- *Memoria inmmediata:* Almacena información durante fracciones de segundo.
- *Memoria de trabajo:* Almacena información durante segundos o minutos.
- *Memoria a largo plazo:* Retención de información de forma más permanente, durante días, semanas o incluso toda la vida.

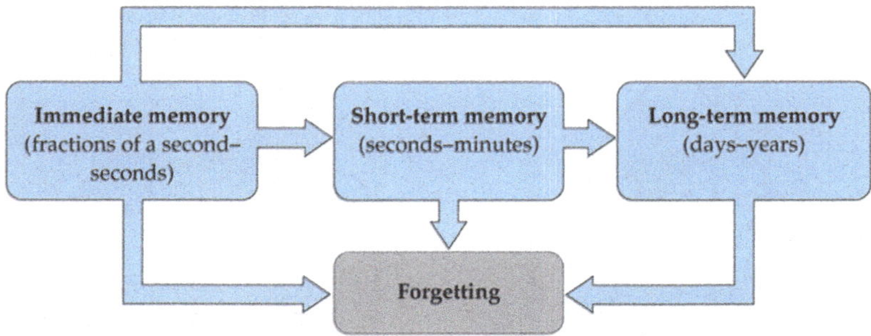

Fig. 10-3. Tomada de [7].

Generación y almacenamiento de memorias

Existen circuitos responsables de la generación de nuevas memorias y circuitos de almacenamiento a largo plazo. Estas dos funciones se realizan en localizaciones diferentes según la memoria sea declarativa o no declarativa (Fig. 10-4).

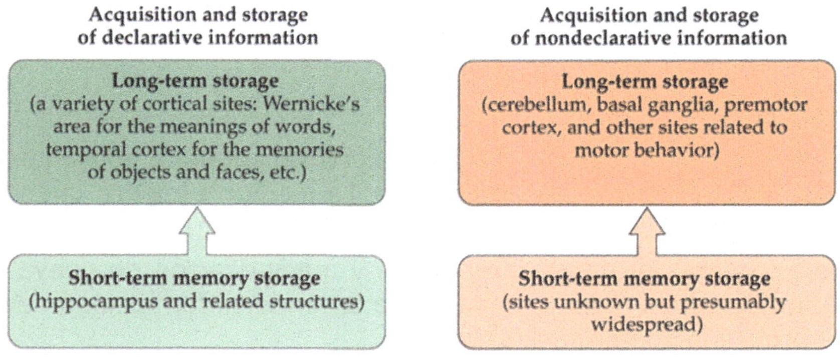

Fig. 10-4. Tomada de [7].

Consolidación de memorias

La capacidad de consolidar una memoria a largo plazo depende mucho del componente emocional que supone la experiencia para el individuo, y de la facilidad con la que puede asociarla a la información ya almacenada.

Un factor muy importante para la retención de los recuerdos es el sueño, en el que ocurre una "recreación" de los patrones de actividad de los circuitos utilizados para comportamientos relevantes que sucedieron en el estado de vigilia.

Plasticidad de los circuitos neurales

Cuando aprendemos, almacenamos información, la recordamos, o la olvidamos, ocurren cambios en nuestra función cerebral que pueden ser transitorios o perdurar durante años.

Para que ocurran estos cambios, tiene que haber un patrón de actividad eléctrica, durante la experiencia que estemos viviendo, que dé lugar a un cambio en las sinapsis de un circuito, y que eso se traduzca en un cambio en el comportamiento.

La capacidad de modificar los circuitos cerebrales en función de la experiencia se llama plasticidad.

Bases celulares y moleculares del aprendizaje y memoria

La eficacia de una sinapsis puede ser modificada por un mecanismo llamado potenciación a largo plazo (LTP) (Fig. 10-5). Se descubrió en las sinapsis que conectan las neuronas de la región CA3 con las de la región CA1 del hipocampo. Si durante una experiencia una neurona CA3 dispara con alta frecuencia, la sinapsis que recibe la información en la neurona CA1 queda potenciada (responde con mas despolarización tras la experiencia).

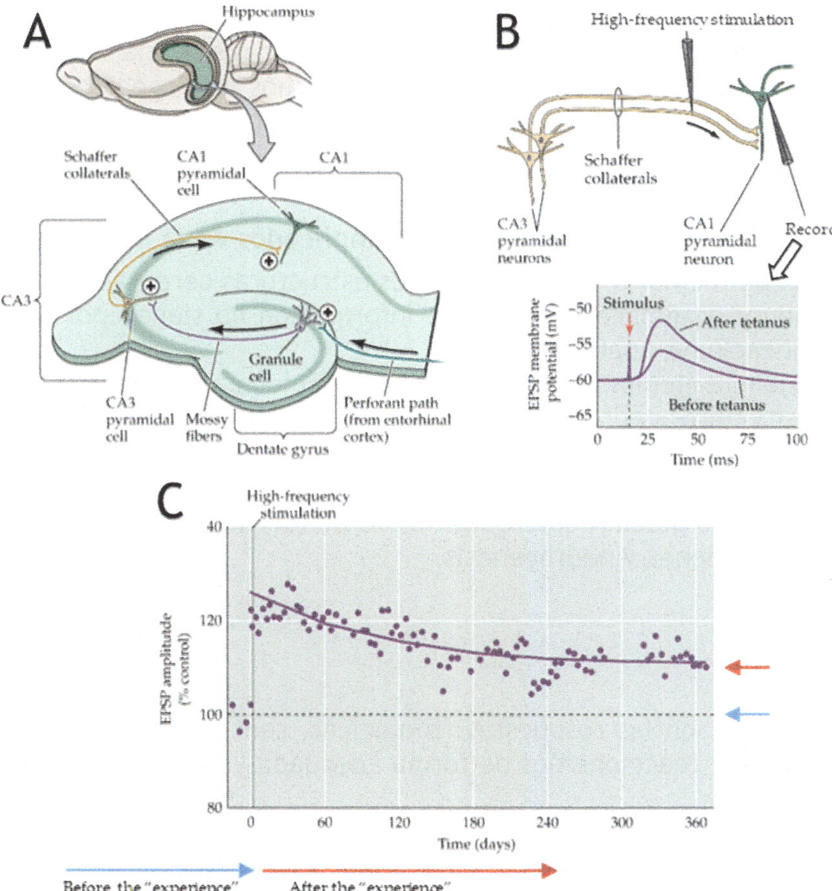

Fig. 10-5. Modificada de [7].

Los fenómenos de LTP se deben a un aumento en el número de receptores del neurotransmisor en la neurona postsináptica (CA1 en el caso del hipocampo; Fig. 10-6A), en el que interviene señalización por Ca^{2+}, sin cambios en la expresión génica.

Pero la plasticidad no incluye únicamente cambios moleculares y funcionales (sinapsis más o menos potenciadas según el número de receptores), sino también cambios morfológicos. Estos ocurren cuando la actividad neuronal hace que se inicien cascadas de señalización que alteran la expresión génica, de forma que se generan los componentes de una nueva estructura (Fig. 10-6B). Un ejemplo de cambio morfológico es la modificación o aparición de espinas dendríticas (Fig. 10-6C).

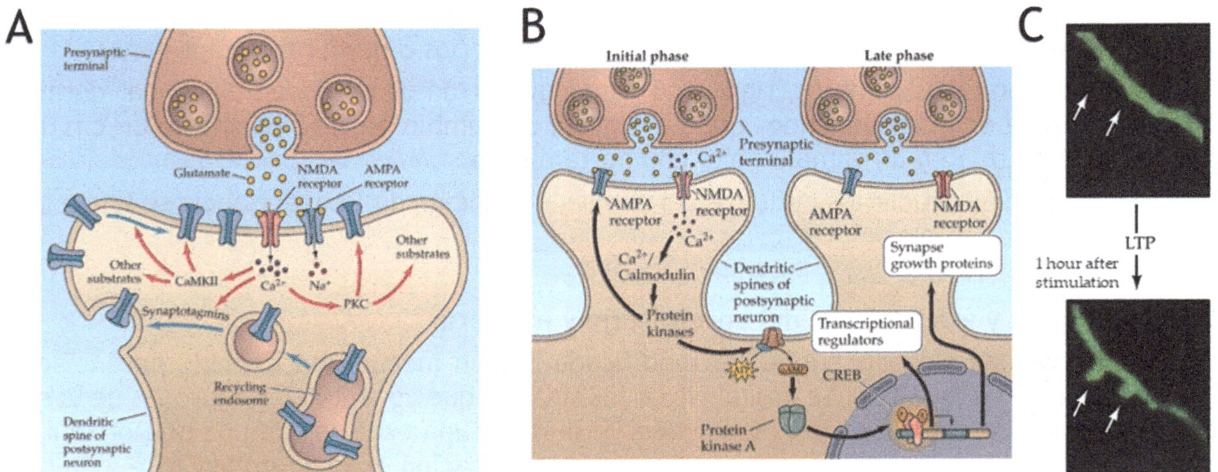

Fig. 10-6. Modificada de [7].

A los cambios morfológicos que ocurren en circuitos existentes se suma el nacimiento de nuevas neuronas que se incorporan a los circuitos. Hay dos nichos neurogénicos principales: el giro dentado en el hipocampo, y la zona subventricular anterior (en la pared lateral de los ventrículos laterales).

Principios generales de los sistemas funcionales implicados en la memoria
1. Cada sistema de memoria utiliza diferentes estructuras cerebrales.
2. La adquisición y el almacenamiento de información no tienen por qué suceder en las mismas localizaciones anatómicas.
3. El aprendizaje y la memoria producen cambios moleculares, electrofisiológicos y anatómicos en los circuitos neuronales.
4. El aprendizaje y la memoria a corto plazo requieren cambios en los circuitos neuronales existentes.
5. La memoria a largo plazo requiere la síntesis de nuevas proteínas y cambios morfológicos: nuevas conexiones y neurogénesis.

EMOCIONES

Los estados emocionales son las respuestas fisiológicas, sentimientos subjetivos y comportamientos que facilitan que reaccionemos de forma adecuada y adaptativa ante un estímulo externo o interno.

Los cambios fisiológicos y comportamentales pueden no ser accesibles a la conciencia, mientras que los sentimientos subjetivos reflejan la experiencia consciente de esos cambios.

Respuestas fisiológicas y comportamentales asociadas a un estado emocional

Son muy variadas, dependiendo de la intensidad y valencia (negativa o positiva) asociadas al estímulo. Estas respuestas están mediadas por los componentes visceral (autonómico) y somático del sistema nervioso motor, así como por el sistema endocrino (Fig. 10-7).

Conceptos para reflexión:

- Deduce las reacciones emocionales que se pondrían en marcha si en el momento de leer esto, explotara una caldera de gas en un edificio cercano a tu casa.

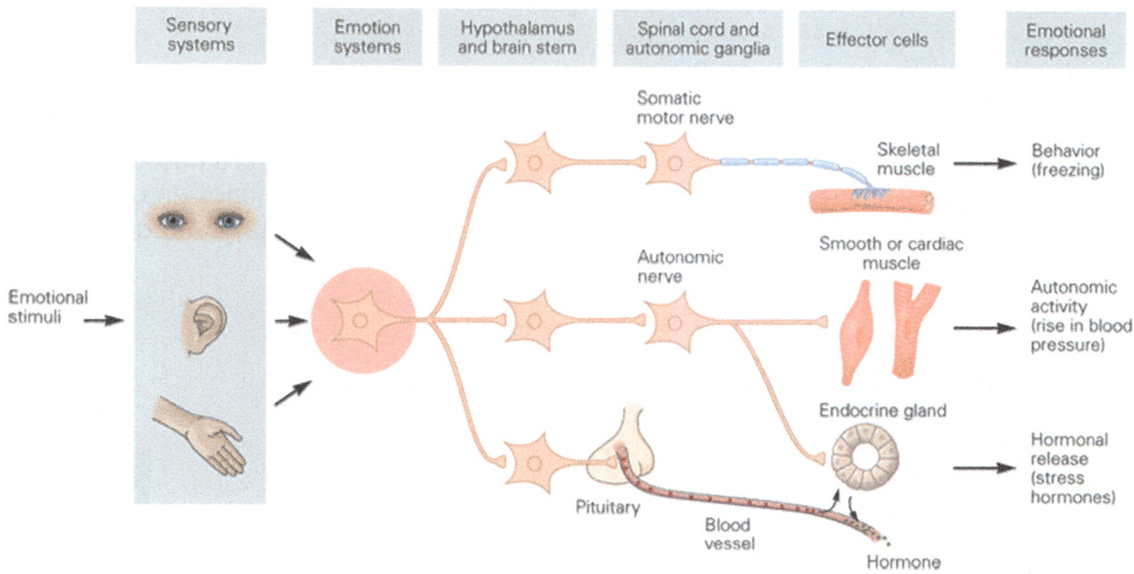

Fig. 10-7. Tomada de [5].

Circuitos relacionados con las respuestas emocionales

Pertenecen a muchas regiones corticales y subcorticales. Actualmente no se considera al sistema límbico esencial para el control las reacciones emocionales. Por el contrario, la amígdala es una estructura del lóbulo temporal con un papel fundamental en la organización de respuestas ante estímulos peligrosos.

La amígdala participa en respuestas de miedo innato y aprendido (condicionado) (Fig. 10-8).

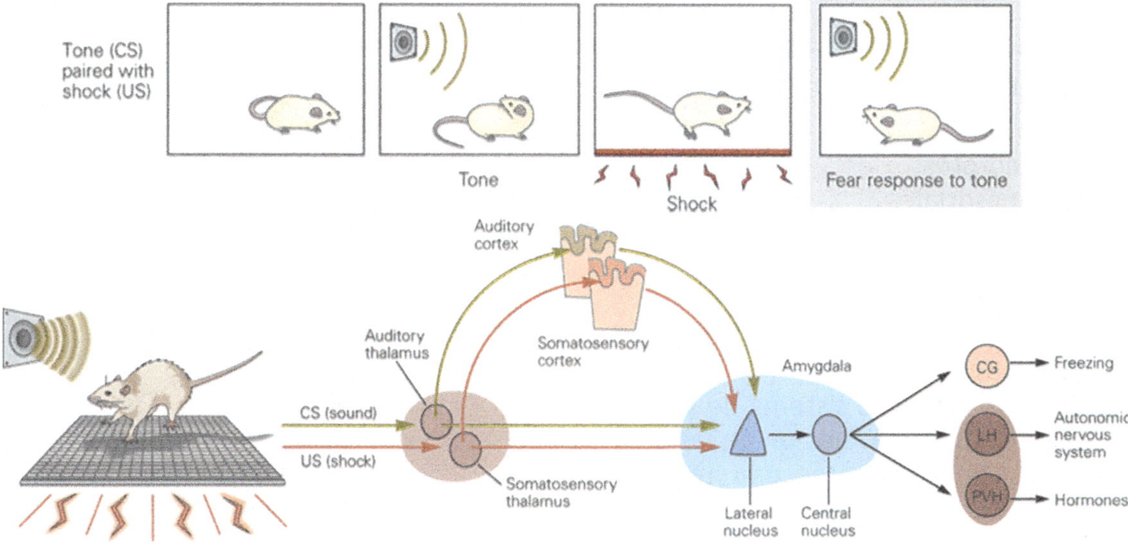

Fig. 10-8. Tomada de [5].

Asimismo, la amígdala está implicada en la generación de emociones positivas, así como en el procesamiento de respuestas de recompensa ante un estímulo.

Además de la amígdala, el hipotálamo y otras estructuras troncoencefálicas, regiones corticales como el cíngulo anterior, la ínsula y el córtex prefrontal están implicados en el procesamiento de emociones. De hecho, actualmente se considera que no hay un circuito neural específico para cada estado emocional, sino que el sustrato neural de las emociones es un ensamblaje flexible de poblaciones de neuronas distribuidas entre distintas estructuras.

Es interesante la capacidad de la amígdala para regular y extinguir ciertas respuestas emocionales mediante presentación repetida de estímulos asociados a otros contextos. Para este proceso son esenciales las conexiones cortico-amigdalinas.

Influencia de las emociones en otros procesos cognitivos

Son bien conocidos los efectos que un estado emocional concreto tiene sobre la atención, la percepción, el aprendizaje y la memoria. Un aspecto muy importante para nosotros es el papel que juega en el comportamiento social el reconocimiento de las emociones en otros humanos. Aquí también se ha demostrado como esencial la función de la amígdala, dado que su ausencia impide el reconocimiento de caras que expresan miedo (Fig. 10-9).

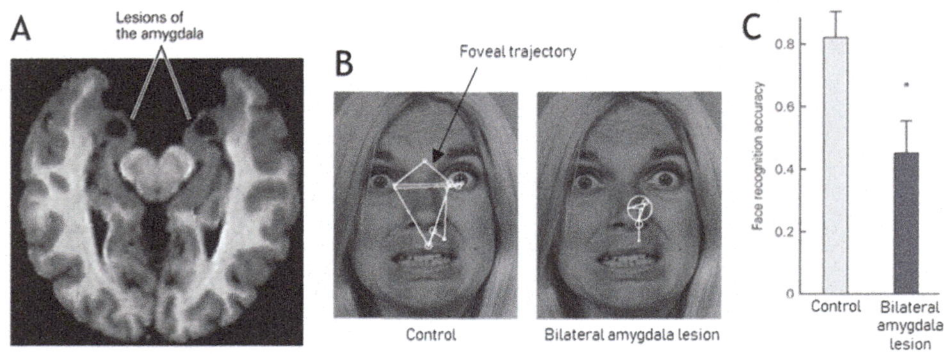

Fig. 10-9. Modificada de [5].

LENGUAJE

El lenguaje es una representación simbólica. No es solo verbal, sino también escrita o gestual. Todas las áreas cerebrales relacionadas con el lenguaje verbal son las mismas que las relacionadas con el lenguaje gestual.

Sistemas funcionales implicados en el lenguaje y la comunicación

Estructuras que intervienen en el lenguaje (Fig. 10-10):

- Sistemas motores.
- Sistemas sensoriales.
- Áreas corticales especializadas:
    o *Área de Broca:* zona ventral y posterior del lóbulo frontal.
    o *Área de Wernicke:* zona posterosuperior del lóbulo temporal.

En el lenguaje usamos un sistema de símbolos para poder comunicarnos y la función de las áreas corticales implicadas es generar una representación simbólica a base de:

- Dotar a los símbolos de un significado.

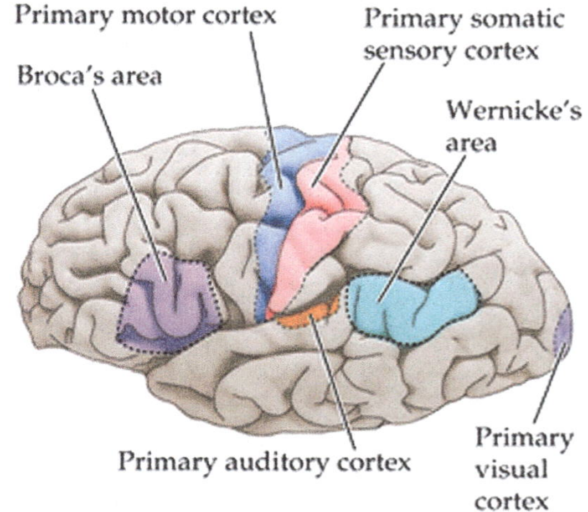

Fig. 10-10. Tomada de [8].

- Obedecer un conjunto de reglas de uso de estos símbolos (la gramática) que incluye:
  o Dotar a los símbolos de un significado (semántica).
  o Ordenar los símbolos (sintaxis) para generar comunicaciones útiles.
  o Dotar a los símbolos de un contenido emocional apropiado (prosodia).

Transtornos del lenguaje: Afasias

La lesión de las áreas de Broca y/o Wernicke causa afasia, un estado que afecta la capacidad de comprender y/o producir lenguaje sin alterar la percepción de estímulos o generación de palabras o símbolos inteligibles. Estas lesiones privan a los pacientes de comprensión lingüística, organización gramatical y sintáctica, y de entonación apropiada.

Las afasias más comunes son:

- Afasia de Broca, motora o de expresión: Afecta a la capacidad para producir eficientemente el lenguaje.
- Afasia de Wernicke, sensitiva o de recepción: Dificultad para comprender el lenguaje.
- Afasia de conducción: Se da en lesiones de las vías que conectan las dos áreas anteriores, y afecta a la capacidad de producir respuestas apropiadas a un estímulo entrante (un símbolo) bien comprendido.

Características de las afasias de Broca y Wernicke	
Afasia de Broca	*Afasia de Wernicke*
Palabra vacilante.	
Tendencia a repetir frases o palabras (perseveración).	Palabra fluida.
	Poca repetición espontánea.
Gramática desordenada.	Gramática adecuada.
Sintaxis desordenada.	Sintaxis adecuada.
Estructura desordenada de las palabras individuales.	Palabras artificiales o inapropiadas.
	Comprensión alterada.
Comprensión intacta.	

Sin embargo, no solo la lesión de estas áreas produce afasia, sino también la de áreas cercanas (Fig. 10-11). A pesar del indudable papel de las áreas de Broca y Wernicke en el lenguaje, hay una clara variabilidad individual en la localización de áreas corticales relacionadas con la generación y comprensión del lenguaje.

Periodo crítico en la adquisición del lenguaje

Para que una persona consiga fluidez total en un idioma se requiere una exposición sonora y práctica continuada durante los primeros 7-10 años de vida. Este "periodo crítico" se relaciona con una limitación temporal para la maduración de los circuitos neuronales, que tiene su origen en una plasticidad dependiente de actividad de las redes neuronales. La correlación de patrones de actividad entre grupos de neuronas conlleva la estabilización de las conexiones sinápticas que están activas simultáneamente, y la eliminación (poda sináptica) de conexiones con actividad discordante. Es decir, las neuronas que disparan juntas se conectan entre sí.

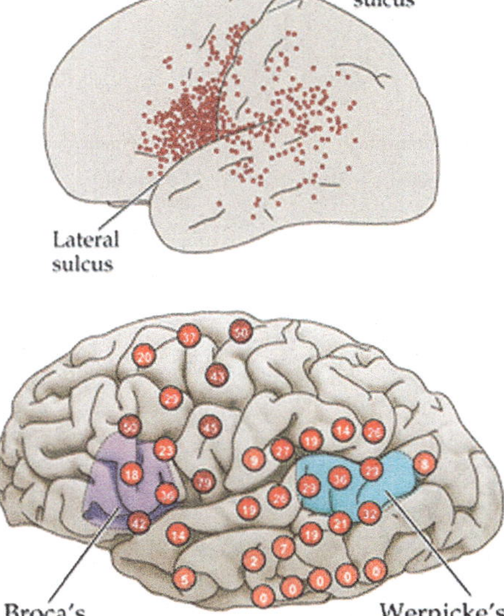

Fig. 10-11. Tomada de [8].

LATERALIZACIÓN CORTICAL DE FUNCIONES

Una propiedad relevante de la organización del cerebro humano es la asimetría morfológica de los hemisferios cerebrales. Hay por tanto tareas cognitivas que están lateralizadas, generadas total o preferentemente por áreas corticales de un hemisferio. Estas asimetrías son muy importantes desde el punto de vista clínico, sobre todo a la hora de determinar las consecuencias de una intervención quirúrgica en la funcionalidad posterior del paciente.

Lenguaje

En el lenguaje, la lateralización fue demostrada en pacientes con sección del cuerpo calloso (Fig. 10-12A). En un individuo normal la información de un objeto presente en el campo visual izquierdo es procesada en el córtex occipital derecho. Esta información se envía a la corteza izquierda, y en las áreas de Wernicke y Broca izquierdas se organiza la identificación verbal de lo que ven.

En individuos con cuerpo calloso seccionado, la información visual que llega al córtex occipital derecho no pasa a la corteza izquierda y el individuo no puede nombrar lo que está viendo. Sólo producen una descripción indirecta del objeto basada en palabras y frases rudimentarias. Sin embargo, si el objeto está en su campo visual derecho, lo identifica y nombra sin problemas.

Con técnicas de imagen como el PET se demuestran también asimetrías funcionales en las estructuras implicadas en el lenguaje (Fig. 10-12B).

Asimetrías morfológicas relacionadas con el lenguaje

El 67% de cerebros humanos presenta asimetrías morfológicas en el lóbulo temporal.

El hemisferio izquierdo es el dominante para el lenguaje en un 97% de la población. Un 3% de la población usa el hemisferio derecho como dominante para el lenguaje.

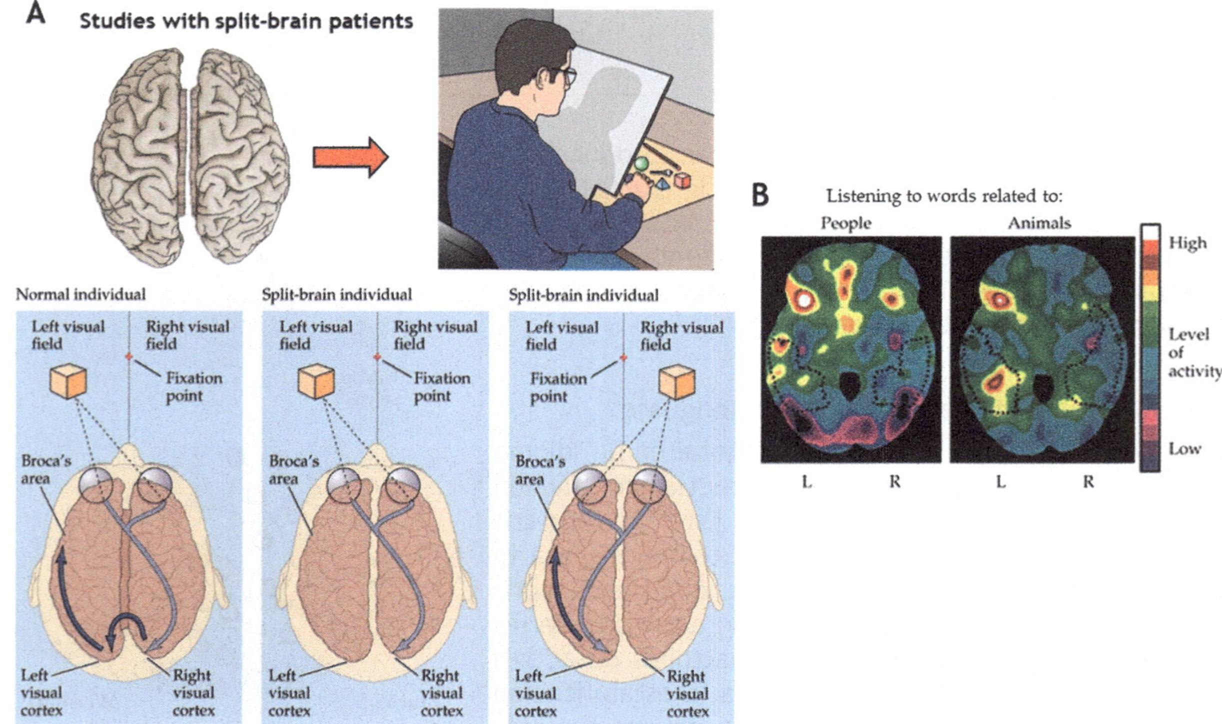

Fig. 10-12. Modificada de [6].

Cuando el hemisferio izquierdo es el dominante, el derecho aporta los componentes de entonación y emocionales del lenguaje. Es decir, las áreas derechas están relacionadas con la prosodia.

Función visual

Otro ejemplo de lateralización cerebral es la especialización funcional de un lóbulo temporal, mayoritariamente el derecho, en el reconocimiento visual de objetos, en concreto de caras humanas (Fig. 10-13).

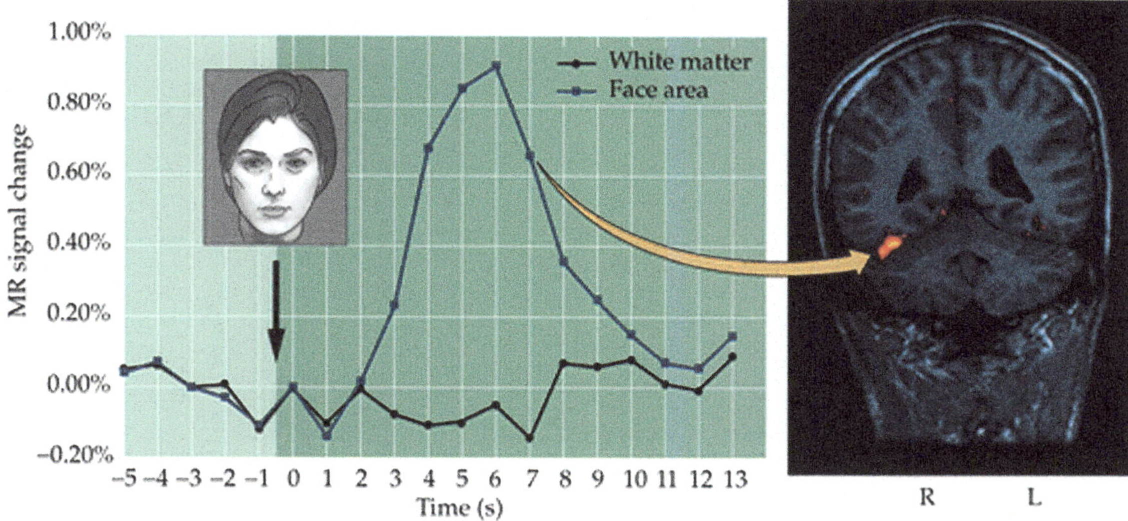

Fig. 10-13. Tomada de [8].

Para búsqueda y reflexión:

- ¿Hay otras funciones del sistema nervioso que muestren lateralización? ¿Qué ventaja adaptativa puede conllevar esa lateralización de funciones?

Bibliografía

1. BORON, W.F. y BOULPAEP, E.L., 2012. *Medical physiology: A cellular and molecular approach*. Ed.: Elsevier Saunders. ISBN 9780808924494.

2. FALKOWSKA, A., GUTOWSKA, I., GOSCHORSKA, M., NOWACKI, P., CHLUBEK, D., BARANOWSKA-BOSIACKA, I., 2015. Int. J. Mol. Sci., 16(11):25959-81. DOI: 10.3390/ijms161125939.

3. GUYTON, A.C, y HALL, J.E., 2011. *Textbook of medical physiology*. 12th edition. Ed.: Saunders/Elsevier. ISBN 9781416045748.

4. KANDEL, E. et al., 2014. *Principles of neural science*. 5th edition. Ed.: McGraw-Hill Medical. ISBN 9780071390118.

5. KANDEL, E. et al., 2021. *Principles of neural science*. 6th edition. Ed.: McGraw-Hill Medical. ISBN 9781259642234.

6. PURVES, D. et al., 2012. *Neuroscience*. 5th edition. Ed.: Sinauer Associates Inc. ISBN 9780878936953.

7. PURVES, D. et al., 2018. *Neuroscience*. 6th edition. Ed.: Sinauer Associates Inc. ISBN 9781605353807.

8. PURVES, D. et al., 2013. *Principles of cognitive neuroscience*. Ed.: Sinauer Associates. ISBN 9780878935734.

9. SILVERTHORN, D.U., OBER, W.C. y JOHNSON, B.R., 2014. *Fisiología humana: un enfoque integrado*. Ed.: Médica Panamericana. ISBN 9786079356149.

10. STRIEDTER, G.F., 2016. *Neurobiology: A functional approach*. Ed.: Oxford University Press. ISBN 9780195396157.

11. ZIGMOND, M.J., BLOOM, F.E., LANDIS, S.C., ROBERTS, J.L. y SQUIRE, L.R., 1999. *Fundamental Neuroscience*. Ed.: Academic Press. ISBN 9780127808703.

CUESTIONES PARA REPASO

De entre las cuatro opciones, puede haber más de una correcta.

Capítulo 1

1. **¿Qué ventajas tiene un circuito de neuronas que disparan de forma regular y espontánea?:**
   a. Las neuronas serán más excitables.
   b. Las sinapsis excitatorias e inhibitorias podrán modular el disparo de sus neuronas.
   c. Se empleará menos neurotransmisor para inhibir a sus neuronas.
   d. Permite que las neuronas empleen potenciales electrotónicos.

2. **Sobre la organización del sistema nervioso, señala la opción VERDADERA:**
   a. La modularidad de sus circuitos permite crear mapas topográficos.
   b. Cada sistema funcional procesa información relacionada con un propósito.
   c. Los sistemas funcionales se organizan de forma jerárquica.
   d. De forma general, los sistemas funcionales de un lado del sistema nervioso controlan ese mismo lado del cuerpo.

3. **¿Cuál de estas características es propia de las sinapsis eléctricas?:**
   a. Mantenimiento del signo.
   b. Retraso sináptico.
   c. Unidireccionalidad.
   d. Alta modulación.

4. **Sobre las sinapsis químicas y sus neurotransmisores, señala la opción VERDADERA:**
   a. Los neurotransmisores de pequeño tamaño se liberan al aumentar el sodio intracelular.
   b. Los neuropéptidos ni se recaptan ni se reciclan.
   c. Los neurotransmisores son sintetizados en el soma neuronal.
   d. Los neurotransmisores se degradan en el espacio sináptico.

5. **¿Cuál de los siguientes es un criterio que define de forma general a los neurotransmisores?:**
   a. Se producen en la neurona postsináptica.
   b. Se liberan tras la hiperpolarización presináptica.
   c. Sus receptores son de tipo ionotropo.
   d. Sus receptores se encuentran en la membrana postsináptica.

Capítulo 2

1. **Sobre la síntesis y la reabsorción del LCR, señala la opción VERDADERA:**
   a. Su formación requiere transporte de iones seguido de arrastre de agua.
   b. La reabsorción se desarrolla en los plexos coroideos.
   c. La síntesis de LCR es dependiente de la presión.
   d. Un gradiente osmótico genera la reabsorción de LCR a los senos venosos.

2. **¿Qué ocurre si se oblitera el Acueducto de Silvio del mesencéfalo?:**
   a. Disminuye la reabsorción de LCR en el plexo del IV ventrículo.
   b. Aumenta la presión de LCR en el espacio subaracnoideo de la médula.
   c. Se bloquea la formación de LCR en el IV ventrículo.
   d. Aumenta la presión de LCR en los ventrículos laterales.

3. **Sobre las barreras sangre-sistema nervioso, señala la opción VERDADERA:**
   a. Están presentes en todas las regiones del cerebro.
   b. El paso de sustancias está limitado por su ionización, liposolubilidad y unión a proteínas.
   c. Se basan en la existencia de uniones GAP entre células epiteliales.
   d. La localización de la bomba de Na^+-K^+ en las células del endotelio vascular condiciona el flujo de agua al LCR.

4. **¿Dónde se localizan las barreras sangre-sistema nervioso?:**
   a. En los pies vasculares de los astrocitos.
   b. En las células ependimarias.
   c. En los capilares de los plexos coroideos.
   d. En las células endoteliales de los capilares cerebrales.

5. **Sobre el metabolismo de la glucosa en el cerebro, señala la opción VERDADERA:**
   a. La glucosa pasa de la sangre al LCR por difusión pasiva.
   b. El lactato se metaboliza en las neuronas de manera anaeróbica.
   c. Los astrocitos transforman la glucosa en lactato.
   d. En la formación de lactato se produce gasto neto de energía.

6. **Sobre el papel de los astrocitos en el metabolismo cerebral, señala la opción VERDADERA:**
   a. Recaptan y metabolizan el lactato en las sinapsis.
   b. No participan en la regulación del flujo cerebral en la sustancia gris.
   c. Captan el CO_2 producido por las neuronas.
   d. Proporcionan lactato y glutamina a las neuronas.

Capítulo 3

1. **Sobre la codificación de la modalidad, señala la opción VERDADERA:**
   a. Existen submodalidades dependientes de las propiedades de los estímulos.
   b. Dos modalidades pueden ser detectadas por el mismo tipo de receptor molecular.
   c. El procesamiento en serie permite percibir distintas modalidades.
   d. La inhibición lateral beneficia la percepción de una modalidad.

2. **Respecto a la codificación de la localización, señala la opción VERDADERA:**
   a. Un solapamiento grande lleva a una mejor discriminación, siempre que el circuito tenga poca convergencia.
   b. La plasticidad de los campos receptores dificulta la percepción de la localización.
   c. Una alta convergencia de información en la neurona de relevo conlleva una menor discriminación.
   d. La existencia de neuronas inhibitorias en el circuito dificultan la discriminación.

3. **Respecto a los mecanismos de codificación de la intensidad, señala la opción VERDADERA:**
   a. El umbral de activación del receptor molecular define la mínima intensidad del estímulo que se percibe.
   b. Se basa en la frecuencia de disparo de las neuronas del circuito receptor.
   c. La codificación de la intensidad se limita al rango de potenciales de acción que puede disparar la primera neurona del circuito.
   d. Un nivel de actividad tónica del receptor sensorial beneficia la codificación de la intensidad.

4. **En relación con la codificación de la duración del estímulo, señala la opción VERDADERA:**
   a. Los mecanismos de inhibición lateral participan en codificar la duración.
   b. Las propiedades del receptor molecular pueden condicionar la codificación de la duración.
   c. Los receptores de adaptación rápida son energéticamente eficaces para informar de la duración del estímulo.
   d. Los receptores tónicos no participan en procesar la duración de un estímulo.

5. **¿Cuál de las características de un circuito sensorial contribuye más a la discriminación espacial de un estímulo?:**
   a. Tamaño pequeño del campo receptor.
   b. La existencia de interneuronas inhibitorias en el circuito.
   c. Una mayor convergencia de la información en la neurona de relevo.
   d. Una organización con células sensoriales con campos receptores pequeños y no solapados.

Capítulo 4

1. **Acerca de la transducción del estímulo olfatorio, señala la opción VERDADERA:**
   a. Cada neurona del epitelio olfatorio detecta un odorante único.
   b. Un odorante se puede detectar por distintas proteínas receptoras.
   c. La unión del odorante al sensor molecular disminuye los niveles de cAMP.
   d. Un odorante puede unirse a canales específicos de Na^+ y Ca^{2+}.

2. **Sobre el procesamiento central de un estímulo olfatorio, señala la opción VERDADERA:**
   a. La localización del olor se relaciona con un mapa topográfico cortical.
   b. El primer procesamiento se realiza en la corteza piriforme.
   c. Para la discriminación fina de olores se requiere el procesamiento en el tálamo.
   d. El procesamiento en el hipotálamo aporta un componente emotivo al odorante.

3. **Acerca de la transducción del estímulo gustativo, señala la opción VERDADERA:**
   a. El umbral de detección de sabores amargos es más alto que el de los dulces.
   b. Los sabores salados y ácidos son captados por receptores metabotropos.
   c. Para percibir un sabor las moléculas tienen que ser hidrosolubles.
   d. Participan diferentes cascadas de señalización.

4. **Sobre el procesamiento central de un estímulo gustativo, señala la opción VERDADERA:**
   a. La sensación de saciedad está mediada por las conexiones entre el núcleo del tracto solitario y el hipotálamo.
   b. La corteza de la ínsula recoge información gustativa sin pasar por el tálamo.
   c. El núcleo del tracto solitario procesa preferentemente los sabores amargos.
   d. El procesamiento en el hipotálamo aporta un componente emotivo a un sabor.

5. **Acerca del sistema de quimiorrecepción trigeminal, señala la opción VERDADERA:**
   a. Se activa por sabores amargos.
   b. Es esencial para generar respuestas emotivas conscientes ante un sabor.
   c. Está formado por neuronas nociceptivas polimodales.
   d. La concentración umbral de sus estímulos es menor que las del gusto o el olfato.

Capítulo 5

1. **Sobre las variaciones en la temperatura corporal, señala la opción VERDADERA:**
   a. Ante la hipertermia se organiza una vasoconstricción.
   b. En la fiebre no se modifica el punto de calibración (set point).
   c. En la hipotermia no se modifica el punto de calibración (set point).
   d. Los pirógenos endógenos aumentan la frecuencia de disparo de los termoceptores cutáneos.

2. **Sobre el sistema somatosensorial visceral, señala la opción VERDADERA:**
   a. Sus células receptoras poseen un campo receptor de pequeño tamaño.
   b. Está formado principalmente por mecanoceptores.
   c. El dolor visceral se controla por un mecanismo de compuerta.
   d. La localización de un estímulo no es muy precisa.

3. **Sobre el control endógeno del dolor por vías descendentes, señala la opción VERDADERA:**
   a. Intervienen interneuronas medulares que liberan neurotransmisores opiáceos.
   b. Las neuronas troncoencefálicas pueden inhibir directamente a la neurona nociceptiva de relevo.
   c. Se organiza desde la médula espinal.
   d. El hipotálamo inhibe presinápticamente a la entrada nociceptiva medular.

4. Sobre los termoceptores cutáneos, señala la opción VERDADERA:
   a. Los receptores de frío aumentan su frecuencia de disparo cuando la temperatura baja de 20°C.
   b. Generan respuestas anticipatorias, reflejas o voluntarias, que previenen cambios en la temperatura corporal.
   c. No participan en el control de la temperatura corporal.
   d. Se activan en respuesta a temperaturas extremas.

5. ¿Cuál de los mecanoceptores cutáneos de las manos es esencial para detectar en la oscuridad cómo situamos una llave para que entre en su cerradura?:
   a. Los de la epidermis de adaptación rápida.
   b. Los de la dermis de campo receptor pequeño.
   c. Los de la dermis de adaptación lenta.
   d. Los de la epidermis de adaptación lenta.

Capítulo 6

1. Acerca de las funciones del epitelio pigmentario de la retina, señala la opción VERDADERA:
   a. Se encarga de transportar el 11-cis-retinal desde los fotorreceptores.
   b. Recicla las membranas dañadas de los fotorreceptores.
   c. Su pigmento (melanina) favorece la refracción de la luz.
   d. Facilita la llegada de nutrientes a los fotorreceptores.

2. Acerca de la transducción del estímulo visual, señala la opción VERDADERA:
   a. La fosfodiesterasa está activada en oscuridad.
   b. Los canales catiónicos de los fotorreceptores se abren al llegar la luz.
   c. La luz transforma el trans-retinal en un 11-cis-retinal, que entra en la opsina.
   d. La luz hiperpolariza la membrana de los fotorreceptores.

3. Acerca de la adaptación de los fotorreceptores, señala la opción VERDADERA:
   a. Aumenta el rango de intensidades funcionalmente relevantes.
   b. Depende del transporte del retinal en la pupila.
   c. Genera un disparo fásico en las neuronas ganglionares.
   d. Da lugar a la saturación de los fotorreceptores.

4. Acerca de las especializaciones funcionales del sistema de bastones, señala la opción VERDADERA:
   a. Se adaptan rápidamente a los cambios de luminosidad.
   b. Presentan gran convergencia sobre las células ganglionares.
   c. Son más abundantes en la fóvea.
   d. Poseen varios tipos de opsina.

5. Acerca de la respuesta al estímulo visual de las células ganglionares de la retina (CGR), señala la opción VERDADERA:
   a. Se hiperpolarizan cuando llega la luz a la retina.
   b. Las CGR de centro-ON se concentran en la fóvea.
   c. Se especializan en la detección de contrastes.
   d. Las CGR de centro-OFF se conectan directamente con los fotorreceptores.

6. Acerca del procesamiento en el núcleo geniculado lateral (NGL), señala la opción VERDADERA:
   a. Cada NGL recibe información de un solo ojo.
   b. Toda la información de la retina se procesa en el NGL.
   c. Sus neuronas tienen campos receptores centro-periferia antagónicos.
   d. La forma y color de un objeto se procesan en las mismas capas de un NGL.

7. Acerca del procesamiento en la corteza estriada, señala la opción VERDADERA:
   a. Sus neuronas tienen campos receptores centro-periferia antagónicos.
   b. Las columnas de orientación informan de la dirección del movimiento del estímulo.
   c. La información de un punto del espacio se procesa en una hipercolumna.
   d. El color no se procesa en esta región cortical visual.

8. **Acerca del procesamiento en las cortezas extraestriadas, señala la opción VERDADERA:**
   a. Presentan columnas de orientación para detectar el movimiento.
   b. La forma de los objetos se procesa en la corteza temporal inferior.
   c. La vía ventral procesa la localización de los objetos en el espacio.
   d. Sus neuronas son monoculares.

Capítulo 7

1. **Acerca de las impedancias del sistema auditivo, señala la opción VERDADERA:**
   a. La perilinfa tiene una impedancia menor que el aire.
   b. La onda de presión del sonido se transmite sin cambios de impedancia del oído externo al medio.
   c. La compensación de las diferencias de impedancia es independiente del diámetro de la membrana timpánica.
   d. La cadena de huesecillos contribuye a ajustar las diferencias de impedancia.

2. **¿Cuál de las siguientes propiedades es un requerimiento para la transducción sensorial del sonido en el oído interno?:**
   a. El bombeo de K^+ desde la estría vascular a la endolinfa.
   b. El anclaje entre los cilios de las células sensoriales.
   c. La existencia de uniones estrechas entre los cilios y la membrana tectoria.
   d. La rigidez de la membrana basilar.

3. **Acerca de la tonotopia del caracol, señala la opción VERDADERA:**
   a. Refleja la diferencia de impedancia respecto al oído medio.
   b. Se basa en la variación de rigidez a lo largo de la membrana basilar.
   c. Representa un mapa topográfico de amplitudes del sonido.
   d. Es independiente de la organización sináptica entre las células ciliadas y las neuronas cocleares.

4. **Acerca del procesamiento central de estímulos auditivos, señala la opción VERDADERA:**
   a. En cada hemisferio cerebral se recoge información de los dos oídos.
   b. La tonotopia del oído interno se mantiene en la corteza auditiva.
   c. Los núcleos cocleares reciben información de los dos órganos de Corti.
   d. La descomposición de un sonido complejo en sus diferentes frecuencias ocurre por primera vez en la corteza auditiva primaria.

5. **Acerca de la localización del estímulo auditivo, señala la opción VERDADERA:**
   a. Se basa en la organización de las dendritas de las neuronas cocleares.
   b. Necesita de la integración de sonidos de distinta frecuencia que llegan al oído.
   c. Detecta las coincidencias de disparo de las neuronas de las olivas superiores.
   d. Se basa en la detección de diferencias temporales o de intensidad entre los dos oídos.

6. **Acerca de la detección por el sistema vestibular de la posición de la cabeza, señala la opción VERDADERA:**
   a. Se lleva a cabo en los canales semicirculares.
   b. Refleja la aceleración angular de la cabeza recogida por el utrículo y sáculo.
   c. Se basa en el efecto de la gravedad sobre los otolitos del utrículo y sáculo.
   d. Es dependiente de la velocidad a la que nos movamos.

7. **Acerca del procesamiento de información por el sistema vestibular, señala la opción VERDADERA:**
   a. Las neuronas del ganglio vestibular disparan potenciales de acción en reposo.
   b. La información llega a la corteza vestibular sin pasar por el tálamo.
   c. Requiere un aumento de la frecuencia de disparo de las neuronas vestibulares.
   d. No participan en circuitos locales que organizan movimientos reflejos.

Capítulo 8

1. ¿Cuál de estas características es propia del movimiento voluntario?
a. El estímulo que lo inicia es fundamentalmente externo.
b. Su ejecución se planea integrando señales en la médula espinal.
c. Puede llegar a ejecutarse de manera inconsciente.
d. Un ejemplo es andar o correr.

2. ¿En qué orden se reclutan los tipos de unidades motoras?
a. Unidades rápidas no fatigables → unidades lentas → unidades rápidas fatigables.
b. Unidades lentas → unidades rápidas no fatigables → unidades rápidas fatigables.
b. Unidades de bajo umbral → unidades lentas no fatigables → unidades fatigables.
d. Unidades rápidas no fatigables → unidades rápidas fatigables → unidades lentas.

3. Acerca de los circuitos locales de control motor, señala la opción VERDADERA:
a. No requieren la intervención de neuronas inhibitorias.
b. No intervienen en el mantenimiento de la postura.
c. Regulan la fuerza muscular necesaria para realizar un movimiento.
d. No se usan en los movimientos voluntarios.

4. Sobre la función del huso neuromuscular, señala la opción VERDADERA:
a. Las fibras intrafusales se contraen en paralelo a las extrafusales para informar sobre la longitud del músculo.
b. Proporcionan información sobre los cambios de tensión muscular.
c. Son característicos del músculo liso.
d. No participan en movimientos rítmicos.

5. Sobre los circuitos locales reflejos, señala la opción VERDADERA:
a. La lesión de una motoneurona del córtex motor primario produciría una abolición de los reflejos.
b. Existen motoneuronas troncoencefálicas que activan a circuitos locales reflejos.
c. En los reflejos de flexión y extensión cruzada se activan sólo las neuronas de la hemimédula en la que se recibe el estímulo.
d. No incluyen neuronas sensoriales.

6. Sobre los circuitos centrales generadores de patrones, señala la opción VERDADERA:
a. Se sitúan en la médula espinal y son controlados por el troncoencéfalo.
b. Para iniciarse requieren señales descendentes de la corteza motora.
c. No requieren circuitos de inhibición cruzada.
d. La alternancia de actividad de músculos antagónicos requiere la adaptación de alguna neurona en el circuito.

7. Señala la asociación VERDADERA acerca de las funciones de las distintas estructuras del tronco del encéfalo:
a. Sustancia reticular → Circuitos locales que ajustan la mirada, el equilibrio y la postura.
b. Colículo superior → Circuitos locales que estabilizan la postura corporal.
c. Núcleos vestibulares → Circuitos locales de control de movimientos oculares.
d. Núcleos vestibulares → Circuitos locales que coordinan músculos axiales del cuello.

8. Sobre las neuronas de la corteza motora primaria, señala la opción VERDADERA:
a. Se activan en el momento de iniciar el movimiento.
b. Controlan músculos concretos independientemente de la dirección del movimiento.
c. Están activas antes y durante la ejecución del movimiento.
d. Su actividad anticipatoria no afecta al estado de contracción muscular.

9. Sobre los circuitos de los ganglios basales, señala la opción VERDADERA:
a. Su actividad comienza cuando se inicia el movimiento.
b. Incluyen dos niveles de control, la vía directa y la indirecta.
c. La sustancia negra controla tanto a la vía directa como a la vía indirecta.
d. La activación de la vía directa evita que se hagan movimientos indeseados.

10. Sobre los mecanismos de control anticipativo-adaptativo del cerebelo, señala la opción VERDADERA:
   a. El cerebelo compara en tiempo real el programa motor con la información sensorial periférica.
   b. Las neuronas de la oliva inferior se activan si no se detecta ningún error en la ejecución del programa motor.
   c. Cada vez que se repite el movimiento, se mejora la predicción sin necesidad de cambios en las sinapsis involucradas.
   d. Una vez detectado un error, el cerebelo envía señales descendentes a los circuitos locales de la médula para corregirlo.

Capítulo 9

1. Sobre la sincronización de ciclo circadiano con la luz ambiente, señala la opción VERDADERA:
   a. Depende de la luz ambiente recogida por el sistema de conos y bastones.
   b. Se regula por la secreción de melatonina en el hipotálamo.
   c. Se regula por la síntesis nocturna de melatonina.
   d. Depende de la ingesta de alimentos que contienen melatonina.

2. ¿Cuál de las siguientes situaciones es más probable que origine narcolepsia?:
   a. Aumento de la producción de histamina en el TMN.
   b. Disminución de la producción de orexina en el LHA.
   c. Aumento de la producción de histamina en los núcleos del rafe.
   d. Disminución de GABA producido por el VLPO.

3. ¿Cuál de los siguientes cambios fisiológicos se produce durante la fase REM?:
   a. Movimientos oculares lentos de rotación.
   b. Disminución del metabolismo.
   c. Disminución de la temperatura.
   d. Aumento de la presión arterial.

4. ¿Cómo se "desconecta" la corteza de las entradas sensoriales durante el sueño?:
   a. Las neuronas talamocorticales se hiperpolarizan, entrando en un estado oscilador que las sincroniza con las neuronas corticales.
   b. Las estructuras tronco-encefálicas mantienen despolarizadas a las neuronas talamocorticales.
   c. Las neuronas corticales entran en un estado tónico de disparo regular.
   d. Las entradas sensoriales hiperpolarizan y hacen oscilar a las neuronas talamocorticales.

5. Los altos niveles de actividad cerebral que se observan en reposo, despiertos y conscientes se producen en:
   a. La corteza cerebral que genera el estado de conciencia.
   b. La red neuronal por defecto.
   c. Los circuitos que mantienen al cerebro en estado de vigilia.
   d. El hipotálamo, al incrementar el metabolismo tras la ingesta.

Capítulo 10

1. Acerca del aprendizaje y la memoria, señala la opción VERDADERA:
   a. El aprendizaje implica almacenar nueva información.
   b. La memoria implica adquirir nueva información.
   c. Los circuitos de la memoria declarativa y no declarativa tienen diferente localización.
   d. Cuando aprendemos, ocurren cambios en nuestra función cerebral que implican cambios en la frecuencia de disparo de las neuronas de un circuito.

2. Sobre los mecanismos relacionados con la memoria, señala la opción VERDADERA:
   a. Estos procesos requieren cambios morfológicos en las células de los circuitos.
   b. La memoria a corto plazo requiere de síntesis de nuevas proteínas, nuevas conexiones y neurogénesis.
   c. La memoria a largo plazo requiere de cambios en las sinapsis del hipotálamo.
   d. La plasticidad es la capacidad de modificar circuitos en función de la experiencia.

3. **En el capítulo 2 de esta guía estudiamos la síntesis y drenaje de LCR. ¿Dónde se almacenaron a corto plazo esos conceptos ANTES de haberlos comprendido y guardado para usarlos en tu futuro profesional?**
   a. Hipocampo.
   b. Corteza inferotemporal.
   c. Cerebelo.
   d. Amígdala.

4. **El aprendizaje por asociación puede llevarnos a que ante un sonido reaccionemos con una respuesta de pánico. De los siguientes enunciados, es CIERTO que:**
   a. Este aprendizaje no implica memoria a largo plazo.
   b. El miedo condicionado es una sensación compleja que solo tenemos los humanos.
   c. Este comportamiento defensivo se origina en circuitos de la amígdala.
   d. El hipocampo es el responsable de esta respuesta de miedo condicionado.

5. **Sobre el procesamiento de las emociones, señala la opción VERDADERA:**
   a. El hipocampo está implicado en la generación de emociones positivas y en respuestas de recompensa.
   b. La amígdala es capaz de extinguir respuestas emocionales.
   c. Hay un circuito neuronal específico para cada estado emocional.
   d. La amígdala no participa en el reconocimiento de las emociones en otros humanos.

6. **Sobre el periodo crítico en la adquisición del lenguaje, señala la opción VERDADERA:**
   a. Debido a la plasticidad, se alarga hasta la vida adulta.
   b. Se basa en la activación simultánea de neuronas de los circuitos implicados.
   c. Es más extenso en las personas bilingües.
   d. Es debido a la eliminación de las neuronas con patrones de actividad correlacionados.

7. **Sobre los circuitos relacionados con la producción del lenguaje, señala la opción VERDADERA:**
   a. Se localizan simétricamente en los dos hemisferios cerebrales.
   b. Se organizan en una región cortical especializada.
   c. Se encuentran más frecuentemente en el hemisferio izquierdo.
   d. Están implicados de forma preferente en el lenguaje verbal.

8. **Respecto a las funciones cerebrales lateralizadas, señala la opción VERDADERA:**
   a. El lóbulo prefrontal derecho es un área funcional del lenguaje.
   b. Para nombrar objetos del campo visual izquierdo la mayoría de nosotros necesitamos el cuerpo calloso.
   c. El reconocimiento de caras se lleva a cabo en el lóbulo temporal izquierdo.
   d. La mayoría de nosotros procesamos la entonación del lenguaje en el hemisferio izquierdo.